U0147474

章氏骨伤疗法

理论与实践选集　第二辑

主编◎章　鸣　章小新　章　仪

主审◎章友棣

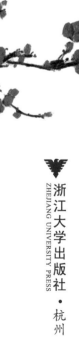

浙江大学出版社
ZHEJIANG UNIVERSITY PRESS
·杭州

图书在版编目（CIP）数据

章氏骨伤疗法：理论与实践选集. 第二辑 / 章鸣，
章小新，章仪主编. -- 杭州：浙江大学出版社，2023.8
ISBN 978-7-308-23973-8

Ⅰ. ①章… Ⅱ. ①章… ②章… ③章… Ⅲ. ①骨
损伤－中医治疗法 Ⅳ. ①R274

中国国家版本馆CIP数据核字(2023)第119891号

章氏骨伤疗法：理论与实践选集（第二辑）

章　鸣　章小新　章　仪　主编

策划编辑	殷晓彤（yinxiaotong2014@163.com）
责任编辑	殷晓彤
责任校对	陈　宇
封面设计	续设计—黄晓意
出版发行	浙江大学出版社
	（杭州市天目山路148号　　邮政编码　310007）
	（网址：http://www.zjupress.com）
排　　版	杭州林智广告有限公司
印　　刷	浙江省邮电印刷股份有限公司
开　　本	710mm×1000mm　1/16
印　　张	6.5
字　　数	150千
版 印 次	2023年8月第1版　2023年8月第1次印刷
书　　号	ISBN 978-7-308-23973-8
定　　价	88.00元

编委会

目录

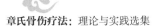

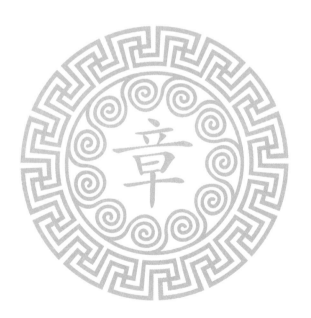

第一章

章氏骨伤疗法传承谱系

章氏伤科源于清道光三年（1823年），发祥于台州市黄岩县焦坑乡江田村，师自北少林高僧，现已传承七代，在正骨手法、中药内服外敷、杉树皮固定治疗骨折筋伤、风湿痹痛等骨伤疾病方面独树一帜，是江南骨伤科流派之一。

　　台州骨伤医院系章氏骨伤疗法传承体系中代表性基地之一，浙江省章友棣骨伤研究所所址也位于该院，台州章氏医疗科技有限公司也创始于该院。本辑选择该院进行重点介绍。

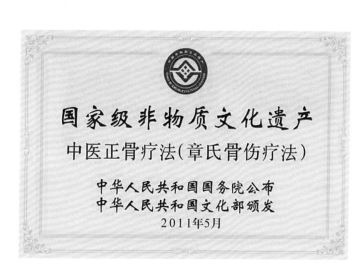

章氏骨伤科鼻祖——章正传

清道光初年，黄岩焦坑乡江田村有名曰章正传，体形魁伟，自幼习武，性格豪爽，广结善缘。

道光三年，有一高僧将平生所学之治伤精要悉数传授给章正传，章正传自此开始悬壶济世，所治者众，疗效颇显，加之焦坑地处西乡进城要道，广为传颂，声名渐至台州各县区及温州乐清、永嘉等邻县。

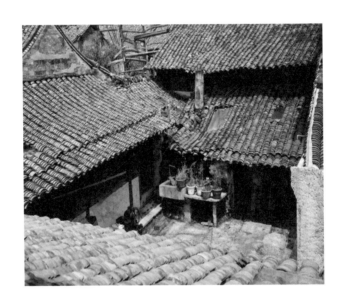

章氏伤科第二代传人——章如奎

清道光末年，章正传谢世，其子章如奎继承父业，在江田村开设了保春堂。

四乡伤员不辞远道，渐集江田，医声日隆。此后，黄岩章氏伤科医技一脉相传，成为当地唯一流传并不断发扬壮大的中医绝技。

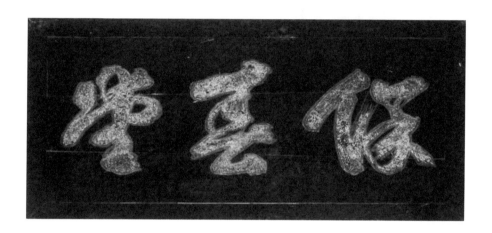

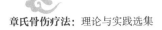
章氏伤科第三代传人——章玉堂

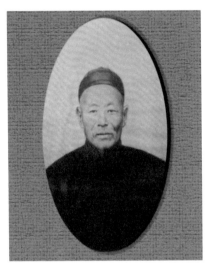

章氏伤科第三代传人章玉堂，在以外治法为主的基础上发展总结出一套内外兼治的理、法、方、药。

他在治疗跌打损伤（软组织损伤）时，以独特的中草药和祖传的指法麻醉相结合；施行伤科手术，采用中药闹羊花（本名羊踯躅）、川乌、草乌等麻醉，或以蟾酥为主，外搽皮肤麻醉；对外伤病人，用儿茶煎汤冲洗清创，并用儿茶与鸡蛋清调和外敷，用珍珠散生肌收口。章玉堂从此医名大振。

民国十六年（1927年），黄岩县县长江恢阅因腿部遗留弹片，出现疼痛行走不利，慕名求治于章玉堂先生。章玉堂在手法麻醉下，用器械取出江县长腿上的弹片，并敷以珍珠散。江恢阅县长数日痊愈，自此十来年的病痛得以解脱。为此，江县长亲笔题写匾额"术妙华佗"相赠。

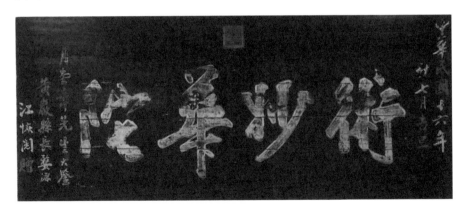

章氏伤科第四代传人——章宗清

　　章宗清先生系章玉堂先生次子，青年时即随父学医，医技精湛。

　　一日风雨交加，有位重伤病人家属前来求救，请求章宗清先生出诊。患有伤寒的章宗清随即带病出诊。不料因大水冲毁了道路和桥梁，轿夫和章宗清不慎坠入河中。章宗清尽管被人救起，但对身染重疾的他而言这无疑是雪上加霜，不久便英年辞世。

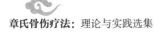
章氏伤科第五代传人——章显法

20世纪60年代末，章显法先生率先引进了静电摄片，并将各种牵引装置应用于临床，开创了章氏传统疗法和现代科技相结合的先河。

章显法从医40多年，兢兢业业为病人服务，经他治疗的病人有数十万之多，享誉浙东南，并远扬至浙中及福建等地，被老百姓称为"永宁江畔活华佗"。

章显法先生从医从政，曾任县政协常委和县人大代表。

章氏骨伤科第五代尚有唯一的女传人章梅芸，在黄岩、椒江等医院坐诊，为章氏骨伤医术的发扬光大书写着浓墨重彩的一笔。

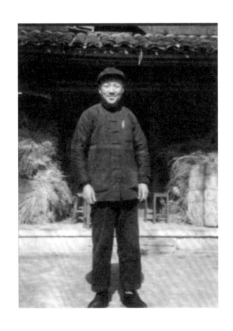

章氏伤科第六代传人——章友棣

章友棣，浙江省章友棣骨伤研究所理事长、台州骨伤医院董事长、江苏大丰友义医院董事长、温岭市首届名中医，中国人才研究会骨伤人才分会执行会长、全国骨伤科医院学术委员会常务副主席、浙江省民营医院协会副会长、台州市民营医院协会会长、台州市非物质文化遗产保护专家库专家、市政协委员。

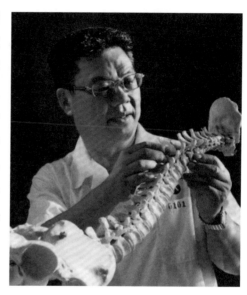

章友棣先生自幼随父习医，经 40 余年悉心研究和临床实践，他掌握了祖传骨伤科"理、法、方、药"和手法治疗的精髓。

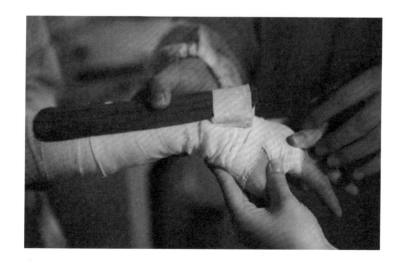

在此基础上，他不断创新，探索出一整套骨折、脱位的治疗手法，别具一格。

1995 年 8 月，在当地政府的倡议和支持下，章友棣先生将原温岭县石粘镇卫生院成功改制为股份制专科医院——温岭市骨伤科医院（后更名为台州骨伤医院），为浙江省首家民营股份制专科医院，也是我国首家乡镇卫生院成功转制为民营股份制专科医院的典范。

1995 年，改制为股份制专科医院后，新门诊楼投入使用。

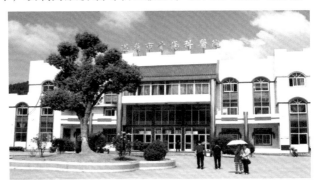

2007 年，新住院大楼投入使用，医院名称从温岭市骨伤科医院更名为台州骨伤医院。

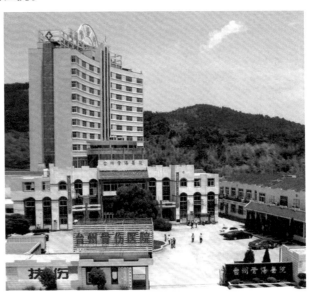

2021 年，新门诊综合大楼投入使用。

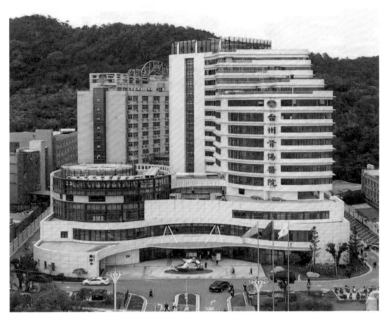

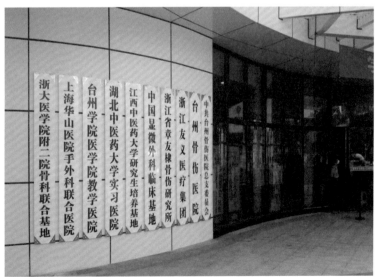

2017 年 12 月 18 日，第六代传承人章友棣被浙江省社会办医协会评为浙江省十佳百姓信赖医生。

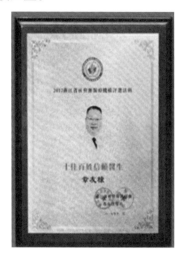

章岩友、章友棣、章再棣、章智棣、章加棣、章由棣乃章氏骨伤疗法第六代传承人，他们创办的骨伤科医院、研究所、诊所、工作室，遍布台州黄岩、温岭、路桥、椒江、临海及温州乐清，乃至江苏盐城、新疆阿拉尔等地，为章氏伤科增色添彩。

章氏伤科第七代传人——章鸣

章鸣主任医师，骨外科学博士，硕士生导师，台州骨伤医院院长、江苏大丰友义医院院长、浙江友义医疗集团董事长、浙江省章友棣骨伤研究所所长。他也是中华医学会显微外科学分会显微修复学组委员、中国肢体残疾康复专业委员会委员、中国老年学学会骨质疏松委员会常务委员、浙江省医学会手外科学分会委员、浙江省康复医学会四肢功能重建专业委员会常务理事、浙江省社会办医协会骨科专业委员会副主任委员。

2021年3月，第七代传承人章鸣获浙江省社会组织总会颁发的浙江省支持社会组织建设与发展特殊贡献奖；2021年，获浙江省省级非遗传承人称号。

章鸣、章仪、章允志、章允刚、章允尚、章耿、章栋、章力升等为章氏骨伤疗法第七代传承人，皆能继承祖业，开拓创新。

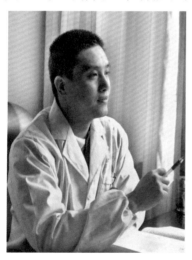
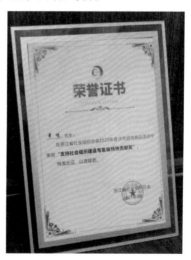

传承人及弟子

章氏骨伤传承人及弟子胡玉祥、蔡国荣、章鸣、何生受聘于江西中医药大学，成为中医骨伤专业硕士研究生导师。

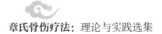

170	专业学位硕导	校外	黄霞云	中医	中医内科学	创新基地
171	专业学位硕导	校外	何刘鑫	中医	中医内科学	创新基地
172	专业学位硕导	校外	岑小杰	中医	中医外科学	创新基地
173	专业学位硕导	校外	胡玉祥	中医	中医骨伤科学	创新基地
174	专业学位硕导	校外	蔡国荣	中医	中医骨伤科学	创新基地
175	专业学位硕导	校外	占欢腾	中医	中医骨伤科学	创新基地
176	专业学位硕导	校外	章鸣	中医	中医骨伤科学	创新基地
177	专业学位硕导	校外	何生	中医	中医骨伤科学	创新基地
178	专业学位硕导	校外	陈秀峰	中医	中医五官科学	创新基地
179	专业学位硕导	校外	平江涛	中医	中医五官科学	创新基地
180	专业学位硕导	校外	江帆	中医	全科医学	创新基地

注：173. 胡玉祥，主任中医师，台州骨伤医院院长助理；174. 蔡国荣，主任医师，台州骨伤医院院长助理；176. 章鸣，主任医师，台州骨伤医院院长；177. 何生，副主任中医师，台州骨伤医院筋伤科副主任。

第六代传承人章友棣（中）为导师们颁发证书。

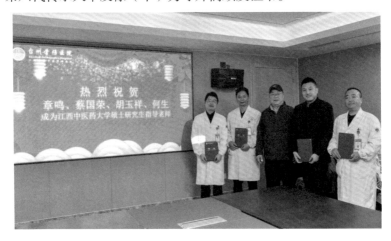

拜师仪式

第六代传承人章友棣收温州乐清友义骨伤医院院长李长江主任医师、副院长李灏主任医师为徒。

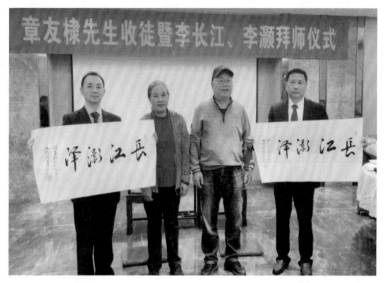

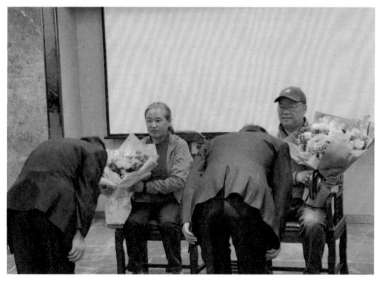

弟子金海兵向第六代传承人章友棣（左3）鞠躬。

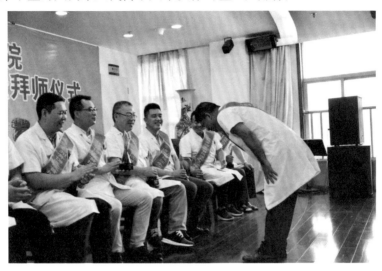

弟子向老师奉茶。

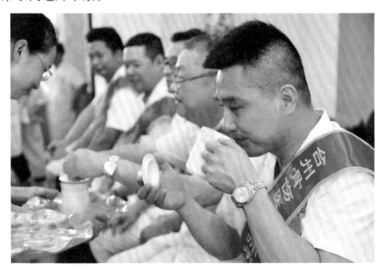

带教老师向弟子赠送中医典籍。

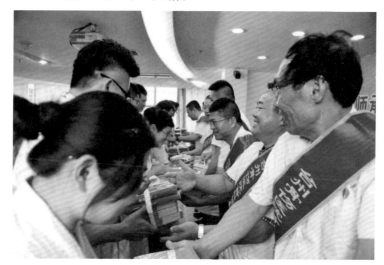

第二章

章氏骨伤疗法文化传承

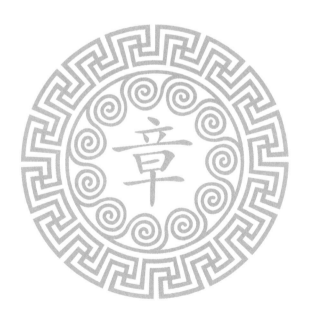

国家级非遗章氏骨伤疗法传承基地

台州骨伤医院是国家级非遗章氏骨伤疗法的传承基地之一。该院是国家三级甲等中医骨伤医院、全国十佳骨伤医院、全国诚信民营医院、浙江省平安医院、浙江省文明单位、江西中医药大学研究生培养基地、湖北中医药大学实习医院、台州学院医学院教学医院、中国显微外科临床基地、浙江省中医住院医师规范化培训基地、浙江大学医学院附属第二医院（浙二医院）骨科联合基地、上海华山医院手外科和运动医学科（关节镜外科）联合医院、上海新华医院小儿骨科联合医院、河南省直三院台州骨伤医院椎间盘专科联盟、台州市民营医院协会会长单位。

台州骨伤医院注重传承中医国粹，突出章氏骨伤疗法特色优势，从行为规范体系、环境形象、展示馆建设等方面，彰显章氏骨伤疗法文化传承。

"章氏骨伤"由中国版权保护中心审核，于 2023 年 2 月 21 日予以登记。

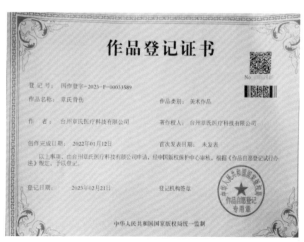

台州骨伤医院院歌和唱院歌歌唱比赛

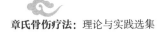

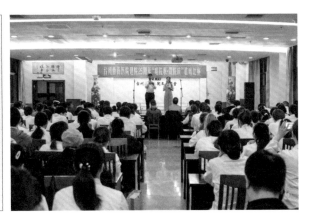

医院员工读物

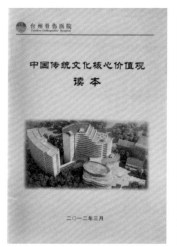

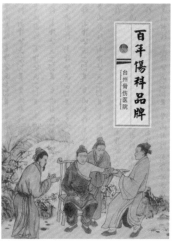

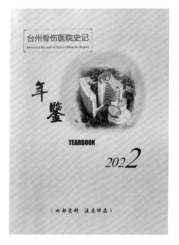

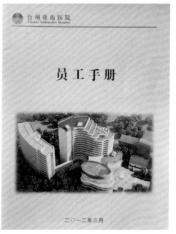

传承文化的雕塑

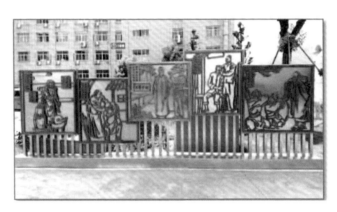

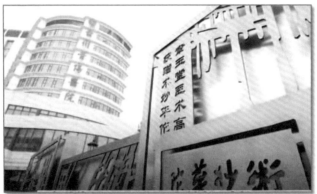

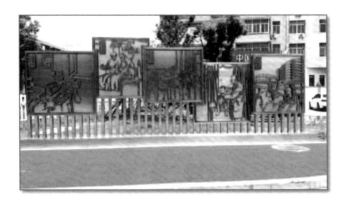

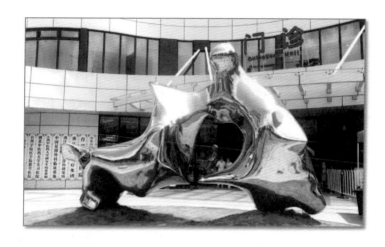

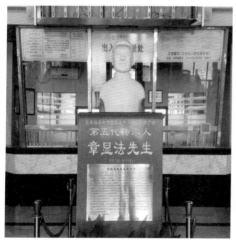

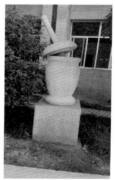

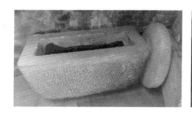

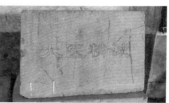

中医药文化长廊

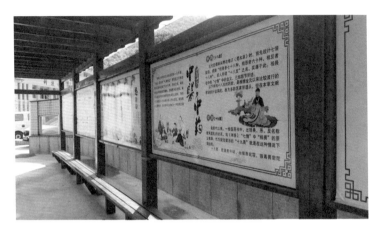

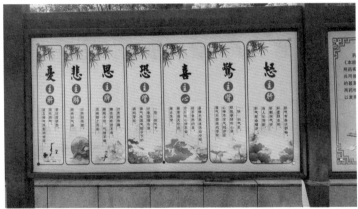

医院展示馆部分实物

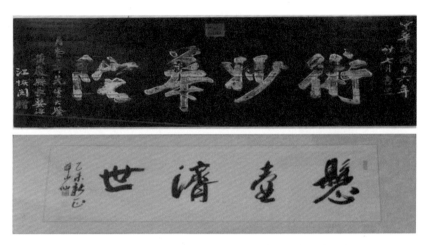

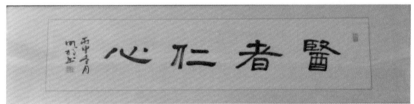

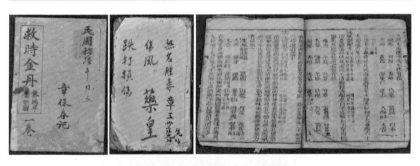

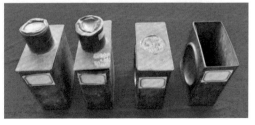

中药药材拼图竞赛

章友棣董事长现场点评中药药材拼图。

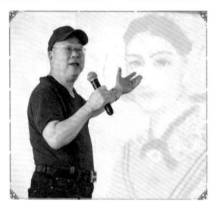
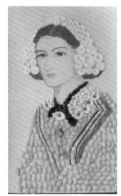

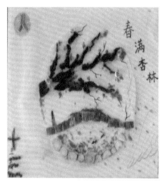
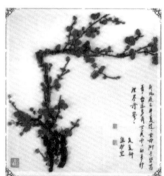

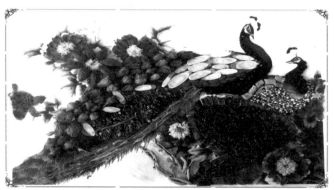

章氏骨伤非遗传承项目评估

2022 年 9 月，台州骨伤医院作为章氏骨伤非遗传承基地之一，因积极传承挖掘该项目的理论精髓，发扬光大章氏骨伤品牌，被温岭市文化和广电旅游体育局评审为非遗保护和传承竞争性项目优秀等次。

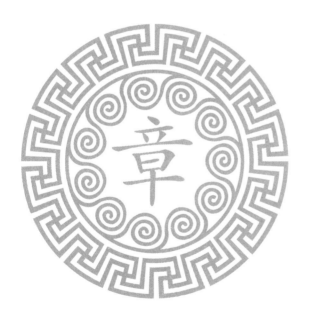

第三章

章氏骨伤疗法理论挖掘

理论精髓挖掘研究平台

1. 浙江省章友棣骨伤研究所

浙江省章友棣骨伤研究所属浙江省卫健委业务主管，浙江省民政厅核准成立，定位于章氏骨伤疗法实践理论和骨伤诊疗技术的基础性、前瞻性和战略性研究，以具有创新的自主科研为出发点，把章氏骨伤疗法这一理论体系和方法发扬光大。研究所目前已立项课题14项，并组织出版《章氏骨伤疗法：理论与实践选集》（第一辑）。

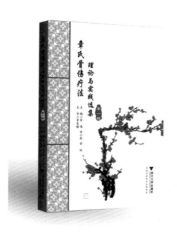

《章氏骨伤疗法：理论与实践选集》（第一辑）

2. 台州章氏医疗科技有限公司

章友棣领衔举办的台州章氏医疗科技有限公司，位于章氏骨伤疗法发源地——台州市黄岩区澄江街道焦坑星江村，主要从事医学研究和试验发展，以及健康咨询服务等。公司目前主要研究章氏骨伤疗法的内服外敷药物作用机制，已在研发章氏伤痛灵胶囊、伤痛灵喷雾剂等产品。

3.《骨伤论坛》期刊

《骨伤论坛》系浙江省新闻出版局核准的省级内刊（浙内 J053），由台州骨伤医院主办，于2019年创刊，相继出版了5卷9期。该刊物的指导单位系浙江省章友棣骨伤研究所，主要板块有学术分坛、管理分坛、文化分坛，其中刊登了数十篇有关章氏骨伤疗法的理论挖掘及临床研究论文。

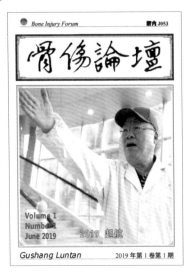

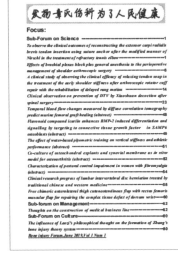

4. 继续教育

主办省级中医药继续医学教育项目——章氏伤科及中医骨伤科新技术应用学习班。

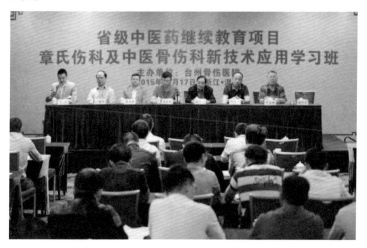

主办省级中医药继续医学教育项目——台州章氏正骨技术传承与骨伤实用技术推广。

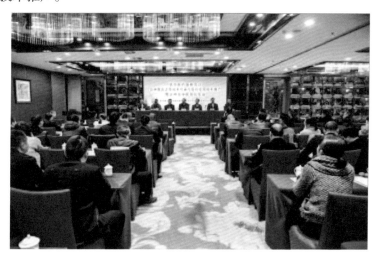

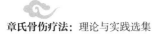

5. 科 研

在研的部分省厅级重点项目如下表。

序号	主管部门	编号	主题	负责人	期限
1	浙江省中医药管理局	2023ZL777	小柴胡汤通过调控细胞因子 IFN-γ、TNF-α 和 IL-6 抑制唑来膦酸诱导的急性反应临床研究	何生	2023 年 1 月—2025 年 12 月
2	浙江省中医药管理局	2023ZL778	红外热成像评估联合经络取穴冲击波治疗腰椎间盘突出症疗效的临床研究	彭丽娜	2023 年 1 月—2025 年 12 月
3	浙江省中医药管理局	2022ZA185	浙派中医章氏伤科经验与特色研究	颜夏卫	2022 年 1 月—2024 年 12 月

流派学说

章氏伤科始终以"仁心仁术、传承发展、追求卓越"为精神理念，第七代传承人充分利用当地丰富的自然资源，善于吸收各派精华，大胆探索，勇于实践，与时俱进，不断总结创新。如今作为中国东南沿海最具代表性的传统骨伤医学流派，章氏伤科得到了传承与发扬，进而成为"国家级非物质文化遗产"，受到国家的重视和保护。

近几年来，章氏伤科传承人对浙派中医的挖掘、整理和研究逐渐开展并不断深入。章氏伤科作为台州地区广泛流传，并不断继承、发扬并壮大的传统中医骨伤主要流派，在手法正骨、针刺疗法、中药内服、膏药外敷、经筋功法治疗骨伤疾病中独树一帜。

2022年11月8日，在张绍福先生百年诞辰纪念大会暨全国中医骨伤流派学术会议上，浙江省章友棣骨伤研究所章友棣理事长视频致辞，章小新所长助理介绍章氏骨伤疗法。

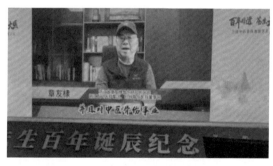

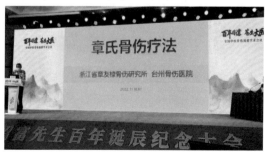

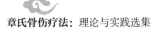

老子哲学思想对章氏骨伤理论体系形成的影响

章氏骨伤理论体系是我国古代的哲学思想和章氏骨伤传人 200 年医疗实践相结合的产物。诸子百家的深邃思想都在不同程度上影响到章氏骨伤理论的发展，尤其是老子朴素辩证法思想对章氏骨伤理论形成和发展起到了奠基作用，产生了深远的影响。

1. 永恒的运动和矛盾的统一

《老子》的辩证自然观认为天地自然界，各种事物现象的运动和发展是矛盾的统一。

章氏骨伤理论认为，万物和人体是永恒的运动和矛盾的统一，阴阳矛盾的规律不仅体现在天地万物产生、发展、变化、消亡等方面，也体现在骨伤、筋伤疾病的产生、诊断、治疗、康复的全过程。

2. 相互转化

章氏骨伤理论认为，健康和疾病既是统一的，又是对立的，是人的生命发展过程中矛盾的两个方面，依据一定的条件，可以相互转化。

3. 阴阳学说

老子这种辩证的自然观阴阳学说贯穿于章氏骨伤理论各个领域。

章氏骨伤理论认为，人体的健康和疾病的发展变化，其根本原因和动力正是人体阴阳两个方面的对立和统一。阴阳学说既是完美阐述骨与筋的组织结构、生理功能、病理变化的理论工具，又是运用于临床的诊断与治疗、康复与养生的方法论。

4. 调理阴阳

章氏骨伤理论在诊疗方面认为，病理既是生理的反面，又是生理失调的体现。对于疾病防治的基本原则是调理阴阳。阴阳失调是骨伤、筋伤疾病发生的根本原因。康复与养生要顺应自然四时的阴阳变化，以保持人与自然界的协调统一，选择相宜的"理、法、方、药"调整机体阴阳失调状态，从而达到防病治病的目的。

5. 由表及里

章氏骨伤理论以老子的思想为强大的哲学基础和内在的理论支撑，对健康和疾病的认识，从表面看到了内涵，从正面看到了反面，拓展了中医药文化的深度和广度，增加了强度与韧度，在 200 年悠久的历史长河中充满了生机和活力，成为中国中医药伟大宝库中极其珍贵的非物质文化遗产。

6. 顺应自然

《老子》的朴素辩证法热爱自然、赞美自然、顺应自然的思想，尊重自然规律，按照自然规律办事，同样深刻地指导了章氏骨伤的组方用药思想。

章氏骨伤理论认为，人体在道的作用下产生与发展，物极必反，这是不以人的意志为转移的客观规律，所以各种诊疗要使人体保持适度协调地发展，称之为养生之道。

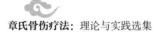

章氏骨伤疗法的治疗原则

章氏骨伤疗法以气血为总纲。气血是人体生命活动的物质基础，气血的变化决定了脏腑经络的变化，骨伤科临证应以气血为纲。整体辨证，审证求因，始终围绕气血变化加以调治，方能取得良好效果。

1. 治未病

章氏骨伤理论认为，通过医者的仁心仁术、不治已病治未病，不治已乱治未乱，创立了许多行之有效的方法。

章氏上、下肢运动康复操和章氏颈腰椎保健操的发明做到了未病先防，调节精神，使正气内存；提倡加强锻炼，使血气流通，起居有常，不妄劳作，使形与神俱；再适时使用中药内服、膏药外敷，达到康复养生保健之目的。

章氏伤痛胶囊、章氏骨伤一号方、章氏筋伤二号方、章氏保健三号方等都能顺应药物及所治疾病的规律，从而达到祛病邪、疗伤痛、强体魄的作用。其配伍精当，方剂行之200年疗效显著。

2. 治伤观点

章氏伤科擅长调筋接骨，治伤经验丰富，在传承过程中形成了独特的"整体辨证、手法整复、杉皮固定、内外兼治、筋骨并重、动静结合、功能锻炼"章氏治伤观点。

在实践中强调四大原则、体现四大特色。

（1）以整体辨证、筋骨并重、内外兼治、动静互补为四大原则

①整体辨证：人身是一个整体，牵一发而动全身。在诊治伤病过程中，必须分清内外、表里、虚实、主次先后、轻重缓急，并居四时四气变化辨证施治。

②筋骨并重：在人体内，筋与骨互为依存，相互为用。治伤时必须筋骨并重，即便是单纯的筋伤或骨伤，从治疗一开始就要注意发挥骨的支撑作用和筋的运动作用，这样才能加速创伤愈合，达到事半功倍的疗效。

③内外兼治：内外兼治思想包括两种含义。其一指外伤与内损兼治。筋骨损伤，势必连及脏腑气血。故必须全面观察和掌握病情，内外兼顾，辨证施治，既治外形之伤，又治内伤之损。其二指治法。内服药物与外敷药物同用；既用药物辨证施治，又注意以手法接骨理筋。

④动静互补：用进废退是生物的一般特性。因此，要根据病人的情况，把必要的暂时制动，限制在最小范围和最短时间内；把无限的适当的活动，贯穿于整个治伤过程之中。在治伤的过程中，限制和防止不利的活动，鼓励适当的、适时的、有利的活动，动静结合，促进气血循环，加速骨折愈合与创伤修复。

（2）以诊治手法、固定方法、药物疗法、功能锻炼为四大特色

①诊治手法：包括诊断手法、复位手法和治筋手法。诊断手法为手摸心会。医者借用其手，通过触、摸、探，对病情作出正确判断。复位手法为章氏正骨手法，要求法生于心，法出于手，灵巧多变，使骨折、脱位及筋伤圆满复位与治愈。治筋手法视筋伤缓急而异：对急性伤筋强调要分清经筋所属，给以循经疏导的手法，配合穴位点按，通经止痛；对慢性伤筋则采用就近取穴，给予按摩通经活络，配合肢体功能锻炼。筋伤治疗措施包括点穴按摩、揉药按摩、活血理筋、拍打叩击、自身练功等方法。

②固定方法：具有效（有效）、便（轻便和方便）、短（时间短、固定物短）三个特点。固定器具主要是杉树皮，它灵活轻便，简单实用，固定患肢后更加轻巧的特点，有利于早期功能锻炼。在固定骨折时使用药膏，具有消肿止痛、促进愈合的作用。

③药物疗法：突出破、活、补三期用药原则，即早期祛瘀接骨、中期活血接骨、后期补肾壮骨的辨证施治原则。这一原则的确立，使骨折药物治疗有章可循，成为治疗骨折的法和纲。

④功能锻炼：强调动静互补、动静结合，注重骨伤患者的功能锻炼与康复。故而在整个治疗中全面贯彻静中有动动中有静的基本精神，指导患者进行及时、科学、有效的功能锻炼和康复。

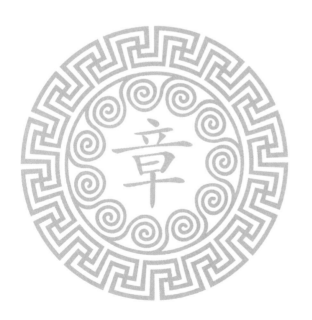

第四章

章氏骨伤疗法诊治特点

章氏伤科手法整复

在近200年的传承与发展过程中，章氏骨伤科形成了"整体辨证、手法整复、杉皮固定、内外兼顾、筋骨并治，动静相兼"的综合治疗原则和体系。

中央电视台发现之旅频道播出《潜心医道两百年 济世情怀代相承》，报道章氏骨伤疗法第六代传人浙江省章友棣骨伤研究所理事长、台州骨伤医院董事长章友棣采用中医手法诊治。

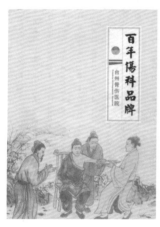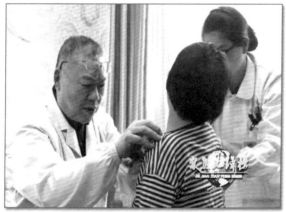

章氏骨伤疗法第七代传人浙江省章友棣骨伤研究所所长、台州骨伤医院院长章鸣采用中医手法诊治。

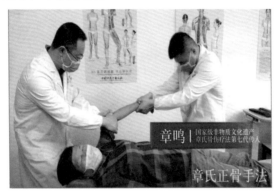

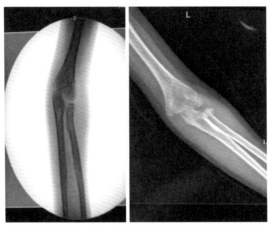

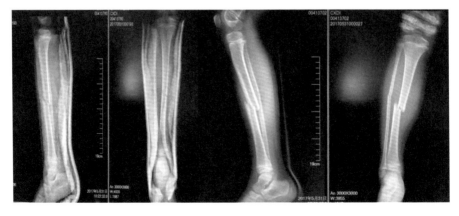

正骨常用手法有手摸心会、拔伸牵引、旋转屈伸、折顶回旋、按摩推拿等正骨十法。

章友棣采用急速口腔外复位治疗颞颌关节脱位。章氏手法复位正骨，强调在运用理筋和正骨手法时，施术果断、敏捷、准确，手法轻、快、准，达到"法使骤然人不觉，患如知也骨已拢"的境界。

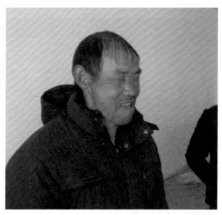

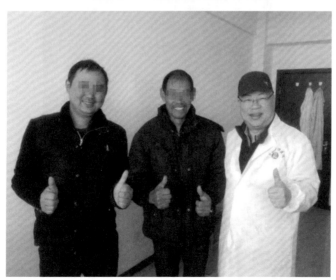

运用杉树皮

　　运用杉树皮固定，取材方便，简单实用，固定患肢后更加轻巧，利于早期功能锻炼，在固定骨折时使用具有消肿止痛、促进愈合作用的药膏。

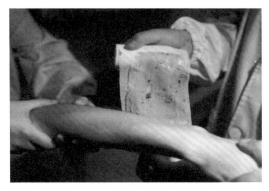

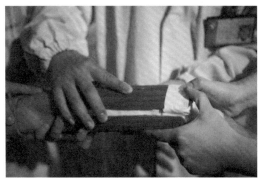

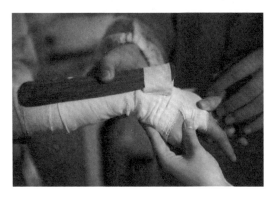

采用手法复位夹板固定治疗踝关节骨折。

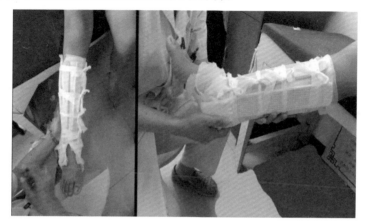

采用手法复位夹板固定治疗肱骨外科颈骨折。

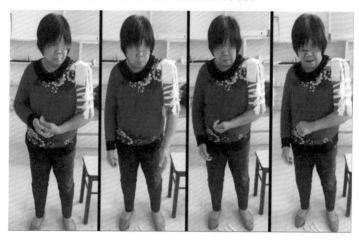

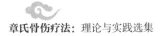
重视损伤与内脏气血等关系

　　章氏伤科重视损伤与内脏气血等关系；临证重视触诊，强调通过"手摸心会"来了解筋、骨、关节的正常形态及受伤的部位、性质、大小和程度；手法复位强调"巧劲"，筋骨并重；药物治疗以治血为先，兼顾祛风除湿。其用药内治详辨证，重气血，突出破、活、补三期用药原则。

　　章氏骨伤医院的筋伤科仍保持着章氏伤科的传统诊疗模式——骨折手法整复＋中药内服和外用。

　　（1）手法整复

　　肱骨干骨折手法复位前。

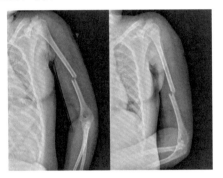

　　肱骨干骨折手法复位后。

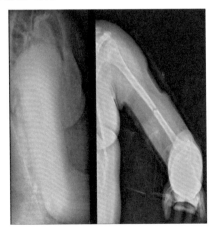

尺桡骨双骨折手法复位前。

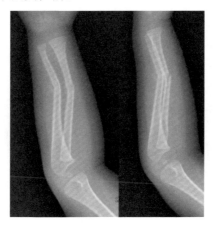

尺桡骨双骨折手法复位后。

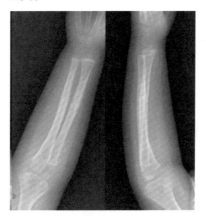

儿童胫腓骨骨折手法复位前。

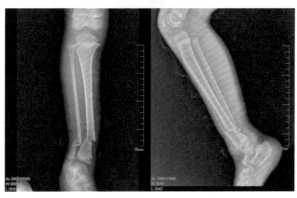

儿童胫腓骨骨折手法复位后。

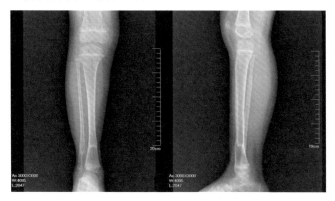

（2）中药内服和外用

中药方剂有章氏陈伤风痛方、章氏腰腿痛方、章氏膝关节炎方等。

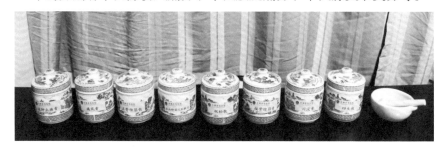

结合现代科技制作成专利产品伤痛胶囊及其他产品。

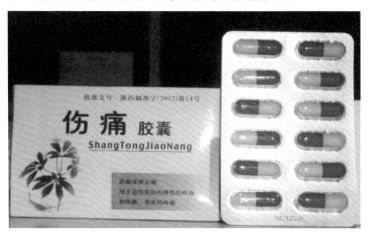

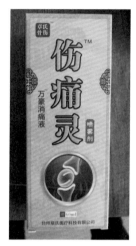
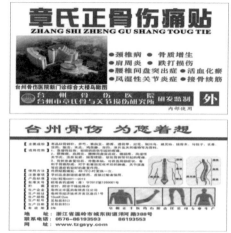

其他多种治疗措施，如刺络放血、刮痧、穴位埋线、针灸、穴位注射、针刀、中药熏蒸等。

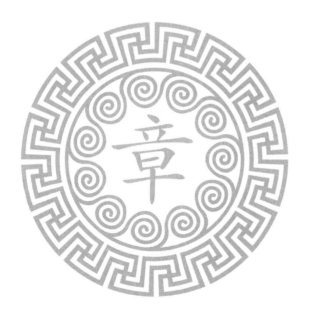

第五章

章氏骨伤疗法落户新疆

台州骨伤医院援疆工作馆

  台州骨伤医院是三级甲等中医骨伤医院，其章氏骨伤疗法入选第三批国家级非遗，该院中医骨伤科为浙江省"十三五"中医药重点专科建设项目。2021年6月24日，台州骨伤医院与新疆阿拉尔医院合作签约并举办援疆工作馆揭牌仪式，合力打造南疆骨科创伤修复中心，让章氏骨伤疗法这一理论体系和技能在南疆大地发扬光大。合作签约和援疆工作馆挂牌，是助推阿拉尔市医疗卫生事业发展积极融入长三角，深度对接浙江优质医疗资源的一项重大突破。

  国家级非遗章氏骨伤疗法第六代传人台州骨伤医院董事长章友棣、第七代传人台州骨伤医院院长、省级传承人章鸣博士分别带领众多弟子赴新疆阿拉尔医院进行诊疗活动。章友棣提出殷切要求："要让章氏骨伤疗法（中医正骨疗法）的技术，更好地服务老百姓。这是我们援疆的初衷与目的。"弟子胡玉祥主任中医师等多批医务人员在疆传承章氏骨伤疗法期间，受到新疆各族群众的交口赞誉，并得到了有关部门的表彰。中国新闻网等媒体予以连续跟踪报道，并作出高度评价。

  新疆阿拉尔医院在评价证明中指出："台州骨伤医院积极开展对口支援工作，把章氏骨伤疗法这一理论体系和技能在我院发扬光大，积极参与培训我院中医骨伤科专业人才，开展了多项疑难复杂手术，填补了多项阿拉尔市骨科手术领域的空白……，使我院的中医医疗技术及现代医疗技术水平得到提升。"

  台州骨伤医院援疆工作馆于2021年6月24日正式成立。

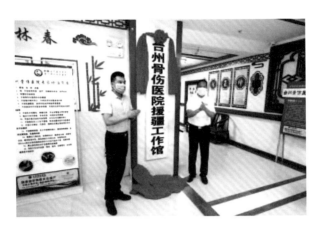

章氏骨伤疗法第七代传承人章鸣传经送宝。

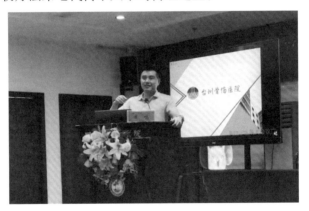

章氏骨伤疗法第六代传承人章友棣在阿拉尔医院临床带教。

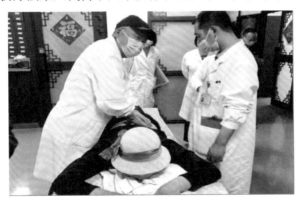

　　阿拉尔医院是一家三级甲等医院，高度评价台州骨伤医院的援疆工作："把章氏骨伤疗法这一理论体系和技能在我院发扬光大。"

证　明

　　台州骨伤医院自 2021 年 6 月 24 日与我院签约协作，并建立"台州骨伤医院援疆工作馆"以来，在医疗、科研、教学和医院管理等方面与我院进行多方位的紧密合作，提升了我院的综合水平及影响力。

　　台州骨伤医院积极开展对口支援工作，把章氏骨伤疗法这一理论体系和技能在我院发扬光大，积极参与培训我院中医骨伤科专业人才，开展了多项疑难复杂手术，填补了多项阿拉尔市骨科手术领域的空白，使我院临床骨伤专科建设得到加强，并帮助我院骨伤专科创建地市级重点专科，使我院的中医医疗技术及现代医疗技术水平得到提升。

　　特此证明。

新疆第一师阿拉尔医院
2021 年 8 月 12 日

新疆生产建设兵团卫生健康委员会文件

兵卫发〔2020〕51 号

关于批准第一师阿拉尔医院为
三级甲等综合医院的通知

　　各师市卫生健康行政部门，石河子大学医学院第一附属医院，兵团医院：

　　按照等级医院评审相关规定，现批准第一师阿拉尔医院为三级甲等综合医院，有效期为 2020 年 12 月 25 日-2024 年 12 月 24 日。

兵团卫生健康委
2020 年 12 月 25 日

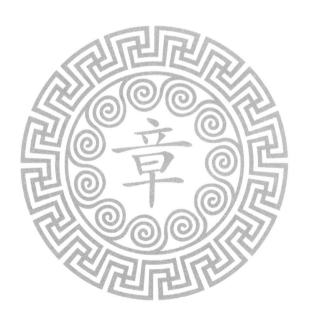

第六章

续章氏骨伤疗法理论与实践选集（第一辑）

章氏膝关节炎方联合玻璃酸钠注射液治疗膝骨性关节炎的临床研究

【摘要】

目的： 观察章氏膝关节炎方联合玻璃酸钠注射液治疗膝骨性关节炎（KOA）的临床疗效。**方法：** 将我院门诊收治的132例KOA患者按随机数字表法分为观察组和对照组，每组66例，两组均给予健康教育、饮食、运动和相应药物干预，在此基础上对照组给予玻璃酸钠注射液治疗，观察组在对照组基础上联合章氏膝关节炎方加减治疗。观察两组中医证候积分、临床疗效、膝关节炎严重程度及不良反应情况，检测血清白细胞介素-8（IL-8）、白细胞介素-6（IL-6）、VEGF水平。**结果：** 观察组总有效率92.42%显著高于对照组78.79%（$P < 0.05$）；治疗后两组中医证候积分、疼痛、僵硬、日常生活受限评分及血清IL-8、IL-6、VEGF水平显著低于治疗前（$P < 0.05$），且观察组较对照组低（$P < 0.05$）；两组在治疗期间均未见严重不良反应。**结论：** 章氏膝关节炎方联合玻璃酸钠注射液能够有效改善KOA患者临床症状和膝关节功能，降低血清炎性细胞因子水平，提高临床疗效，且较为安全。

【关键词】

章氏膝关节炎方；玻璃酸钠注射液；膝骨性关节炎；临床疗效；血管内皮细胞因子

膝骨性关节炎（KOA）属于临床常见慢性关节疾病，主要临床症状是关节疼痛、屈伸不利、肿胀等，该病多发于中老年人群。有资料显示[1]，在60岁以上人群中，KOA发病率高达50%以上，若控制不及时可造成关节畸形，甚至致残，对生存及生活质量造成严重影响。目前，玻璃酸钠注射液是临床治疗KOA常用药物，能够润滑关节，改善关节功能，延缓病

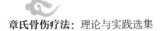

情进展，但该病易反复发作，长期治疗易产生副作用[2]。近年来，中医对疾病发病机制进行追本溯源，并从整体出发进行辨证论治，在治疗KOA方面显示独特优势[3]。章氏膝关节炎方具有活血化瘀、消炎镇痛之功效，能够改善KOA患者临床症状。基于此，本研究对KOA患者在西医治疗基础上联合章氏膝关节炎方并分析其效果，从而为治疗方案制定提供一定理论参考。

1. 资料与方法

1.1　一般资料

将我院2020年2月至2022年7月门诊收治的132例KOA患者按照随机数字表法分为观察组和对照组，每组66例。观察组男37例，女29例；年龄41～70岁，平均（58.64±10.21）岁；病程1～5年，平均（3.42±1.06）年；部位：左侧、右侧、双侧分别为25例、28例、13例；病情分级：Ⅰ级、Ⅱ级、Ⅲ级、Ⅳ级分别为24例、19例、17例、6例。对照组男35例，女31例；年龄40～69岁，平均（58.73±10.29）岁；病程1～6年，平均（3.51±1.12）年；部位：左侧、右侧、双侧分别为23例、29例、14例；病情分级：Ⅰ级、Ⅱ级、Ⅲ级、Ⅳ级分别为26例、18例、17例、5例。对比性别、年龄、病程、部位及病情分级等资料，两组患者比较差异无统计学意义（$P > 0.05$）。本研究经医院伦理委员会批准，审批号为：TBIH-2020-001。

1.2　诊断标准

1.2.1　西医诊断标准

参考中华医学会骨科分会拟定的《骨关节炎诊治指南（2007版）》[4]中KOA诊断标准确诊。结合临床症状、X线及实验室检查，并参考下述条件：①膝关节近一个月内反复疼痛；②站立或负重位应用X线拍摄显示关节间隙变窄并存在软骨下骨硬化和（或）囊性变，形成关节缘骨赘；③超过2次检测关节液显示其清凉、黏稠，且白细胞计数小于2000个/ml；④过40周岁的中老年人；⑤晨僵时长小于3分钟；⑥在活动时发现存在骨

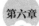

摩擦音。符合①＋②、①＋③＋⑤＋⑥、①＋④＋⑤＋⑥即可确诊。

1.2.2　中医诊断标准

参考《中医病证诊断疗效标准》[5]中关于KOA诊断标准，结合常见临床症状，拟定诊断标准：①主症：关节隐痛、遇寒痛增、活动不利、腰膝酸软。2次症：屈伸不利、面色晦暗、头晕耳鸣、关节畸形。③舌脉：舌红，苔白，脉细涩。同时具备主症≥2项、次症≥2项，结合舌脉，即可确诊为KOA。

1.3　纳入标准

①符合西医、中医诊断标准者；②年龄40～70岁；③近4周内未接受任何方式治疗；④患者均签署知情同意书。

1.4　排除标准

①痛风性膝关节炎、风湿性关节炎、急性滑膜炎等；②严重心、肝、肾等器质性疾病；③合并关节局部破损、严重关节畸形、骨肿瘤以及骨结核等；④自身有传染性或免疫性疾病；⑤严重关节间隙狭窄或骨桥连接呈骨性强直；⑥患肢合并血管或神经损伤；⑦对本研究所使用药物过敏者；⑧影响效果评估的视听、失语等躯体功能障碍；⑨严重认知或神经系统疾病。

1.5　治疗方法

1.5.1　基础治疗

两组均给予基础干预，包括详细介绍KOA相关知识，忌食生冷、辛辣、刺激性食物，适当运动，并结合患者实际情况给予氟比洛芬凝胶贴膏（规格：每贴含氟比洛芬40mg。批准文号：国药准字J20160090。厂家：北京泰德制药股份有限公司。产品批号：20190613）适当口服塞来昔布胶囊（规格：0.2g/粒。批准文号：国药准字H20193414）厂家：江苏清江正大制药有限公司。产品批号：20200311）缓解疼痛，改善症状。

1.5.2　对照组

在基础治疗基础上给予玻璃酸钠注射液（规格2.5mL：25 mg，批准文

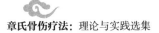

号：国药准字H10960136。厂家：华熙生物科技股份有限公司。产品批号：96327147）治疗。患者取平卧位，将薄枕垫于膝下，将髌骨外上缘作为穿刺点并给予常规消毒，行关节腔穿刺，成功后，尽量抽取关节积液，然后缓慢注入2mL玻璃酸钠注射液，注射完毕后，活动膝关节，1次/周，持续治疗5周。

1.5.2 观察组

在对照组基础上联合章氏膝关节炎方治疗。基础方：木瓜、续断、川牛膝、生白芍、当归、赤芍、威灵仙、延胡索、泽泻、茯苓、槲寄生、豨莶草、酒地龙、秦艽、独活各10g，茯苓、煅牡蛎、盐杜仲、薏苡仁各20g，五加皮、红花、徐长卿、地鳖虫、川芎、牛膝、地龙、白芥子、独活各10 g，生甘草5g、全蝎6g。以上中药材均来自本院中药房，患者从本院购药，自行煎煮，将上述药物加水600mL并浸泡2小时，大火煮沸后改为文火煎煮30分钟，取汁300mL，日1剂，分早晚温服，持续治疗5周。

1.6 观察指标

（1）中医证候积分[6]：主症关节隐痛、遇寒痛增、活动不利、腰膝酸软按症状轻重程度依次记为0分（正常）、2分（轻度）、4分（中度）、6分（重度），将次症屈伸不利、面色晦暗、头晕耳鸣、关节畸形根据症状轻重程度依次记为0分（正常）、1分（轻度）、2分（中度）、3分（重度），总分36分。

（2）膝关节炎病情程度：分别于治疗前、治疗后采用膝骨关节炎指数评估量表（WOMAC）进行评估[7]，内容包含疼痛5项，僵硬2项，日常生活受限17项，每项均为0~4分，分值越高，则表明病情越严重。

（3）炎性细胞因子：分别于治疗前、治疗后采集空腹时外周静脉血5mL，3000r/min离心后备用，检测患者血清白细胞介素–8（IL–8）、白细胞介素–6（IL–6）、血管内皮细胞生长因子（VEGF）水平，严格按照酶联免疫吸附试剂盒说明书检测，试剂盒均购自美国Abcam公司，生产批号分别为ab100576、ab178013、ab222510，680型酶标仪购自美国BIO–RAD

公司。

（4）不良反应：观察两组治疗期间发生的不良反应情况。

1.7　疗效判定标准

判定标准依据《骨科疾病疗效评价标准》[8]及中医证候积分拟定：当膝盖肿胀、疼痛等临床症状完全消失，生理功能恢复正常，积分减少≥80%则判定为临床痊愈；上述临床症状显著缓解，生理功能基本正常，积分减少50%～79%则判定为显效；上述临床症状有所缓解，积分减少25%～49%则判定为有效；未达到上述判定标准则判定为无效。总有效率为（临床痊愈＋显效＋有效）/总例数×100%。

1.8　统计学处理

采用SPSS 23.0软件分析，计数资料用"例（%）"描述，组间用$\bar{x}$检验，计量资料用均数±标准差（$\bar{x}±s$）描述，组间及组内均行t检验。当$P < 0.05$时，差异具有统计学意义。

2.　结　果

2.1　2组临床疗效比较

相对于对照组总有效率为78.79%，观察组为92.42%明显升高（$P < 0.05$），详见表1。

表1　2组临床疗效比较

单位：例（%）

组别	例数	临床痊愈	显效	有效	无效	总有效率
对照组	66	17（25.76）	23（34.85）	12（18.18）	14（21.21）	52（78.79）
观察组	66	28（42.42）	25（37.88）	8（12.12）	5（7.58）	61（92.42）
χ^2	—	—	—	—	—	4.980
P	—	—	—	—	—	0.026

2.2　两组中医证候积分比较

中医证候积分于两组治疗前比较差异无统计学意义（$P > 0.05$）。相对于治疗前，两组治疗后中医证候积分显著降低（$P < 0.05$），且观察组

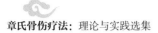

较对照组下降趋势更明显（$P < 0.05$），详见表2。

表2　两组中医证候积分比较（$\bar{x}\pm s$，分）

组别	例数	治疗前	治疗后	t	P
对照组	66	23.59±5.21	14.26±3.15	12.450	0.000
观察组	66	24.11±5.34	10.58±3.12	17.773	0.000
t	—	0.566	6.743	—	—
P	—	0.572	0.008	—	—

2.3　2组膝关节严重程度比较

疼痛、僵硬、日常生活受限评分于两组治疗前比较差异无统计学意义（$P > 0.05$）。相对于治疗前，两组治疗后疼痛、僵硬、日常生活受限评分显著降低（$P < 0.05$），且观察组较对照组下降趋势更明显（$P < 0.05$），详见表3。

表3　两组膝关节严重程度比较（$\bar{x}\pm s$，分）

指标	时间	组别		t	P
		对照组（n=66）	观察组（n=66）		
疼痛	治疗前	12.68±2.17	12.52±2.24	0.417	0.678
	治疗后	8.64±2.32	6.49±2.11	5.570	0.012
	t	10.332	15.919	—	—
	P	0.000	0.000	—	—
僵硬	治疗前	5.19±1.23	5.24±1.30	0.227	0.821
	治疗后	3.68±1.15	3.19±1.02	2.590	0.011
	t	7.285	10.079	—	—
	P	0.006	0.000	—	—
日常生活受限	治疗前	47.46±5.27	47.53±5.16	0.077	0.939
	治疗后	31.57±4.25	26.84±4.33	6.333	0.009
	t	19.068	24.953	—	—
	P	0.000	0.000	—	—

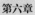

2.4 两组血清炎性细胞因子水平比较

血清IL-8、IL-6、VEGF水平于两组治疗前比较差异无统计学意义（$P > 0.05$）。相对于治疗前，两组治疗后血清炎性细胞因子水平显著降低（$P < 0.05$），且观察组较对照组下降趋势更明显（$P < 0.05$），详见表4。

表4　两组血清炎性细胞因子水平比较（$\bar{x}\pm s$，ng/L）

指标	时间	组别		t	P
		对照组（n=66）	观察组（n=66）		
IL-8	治疗前	16.59±4.32	16.65±4.26	0.080	0.936
	治疗后	10.47±3.10	8.67±2.29	3.794	0.025
	t	9.351	13.404	—	—
	P	0.000	0.000	—	—
IL-6	治疗前	35.85±11.25	35.76±11.34	0.046	0.964
	治疗后	26.57±6.38	21.65±6.52	4.382	0.013
	t	5.829	8.763	—	—
	P	0.008	0.000	—	—
VEGF	治疗前	153.28±45.22	154.69±45.31	0.179	0.858
	治疗后	134.26±40.12	115.68±35.06	2.833	0.005
	t	2.556	5.532	—	—
	P	0.012	0.009	—	—

2.5 两组不良反应比较

两组在治疗期间均未见严重不良反应，肝肾等功能检查无异常。

3. 讨　论

KOA属于临床常见多发病，主要特征是关节软骨变性、骨质增生等，其发病机制较为复杂，多认为与关节发生退行性改变有关，使生物力学失衡，并影响关节应力变化，发生病理改变所致[9]。此外该病与软骨损伤、内分泌紊乱有关。调查显示[10]，关节内炎症反应在关节软骨破坏、KOA发展中起着重要作用。目前认为，IL-6、IL-8是KOA进展中的致炎细胞因子，并参与KOA病理变化。IL-6属于糖蛋白，具有多种生物活性，主要由血管内皮细胞分泌，其可参与免疫应答，促进细胞分化，并能诱导炎症反应[11]。此外其还能激活软骨和滑膜细胞，促使其释放胶原酶，加剧关节炎性反应，并通过诱导抗软骨免疫反应，从而进行性破坏关节软骨[12]。IL-8具有多种生物活性，主要来源于滑膜、软骨等细胞，在非炎性组织中，无法检测到其表达，在KOA病理中，其能够活化白细胞，并聚集于滑膜组织，通过与其他细胞因子作用，刺激软骨细胞分化，促进骨质钙化，加重软骨退变[13]。VEGF属于二聚体蛋白，能够参与血管形成，有研究证实[14]，血管与KOA存在密切联系。VEGF主要表达于巨噬和软骨细胞，能够促进软骨细胞凋亡，刺激机体释放其他炎症介质，通过降低软骨基质含量，加速破坏软骨，从而导致关节发生退行性病变。

玻璃酸钠注射液是目前临床治疗KOA常用药物，其所含的透明质酸是软骨基质重要成分，也是关节滑液的重要组成部分，能够润滑膝关节，维持滑液弹性，保护关节软骨[15]。于关节腔内注射玻璃酸钠注射液，能够有效补充内源性透明质酸，防止软骨基质丢失，保护关节软骨[16]；还能抑制蛋白多糖分泌，提高机体透明质酸合成功能，恢复关节液黏性，稳定痛觉感受器，减轻关节疼痛，提高膝关节功能[17]。此外玻璃酸钠注射液能够降低聚集蛋白聚糖酶水平，从而抑制炎症反应，保护关节软骨。

中医学将KOA归于"骨痹""膝痹"等范畴。《张氏医通》中指出，"膝者筋之府，屈伸不能，虚者风寒湿气袭之"；《脉要精微论》中论述，"肾藏精，精生髓，髓充骨"；《灵枢·本神》中指出，"脾气虚则四肢不用"；《明医指掌》中论述，"劳伤乎肝，应于筋极"。该病发病机制是外感六淫、气血闭阻、骨髓空虚、气血不调、肢体沉重[18]。脾虚胃弱、生化乏源、筋骨失养、肝肾亏虚、卫表不固、聚湿成痰、经络闭阻、屈伸不利。该病的治疗原则是舒筋活络、行气活血、强筋健骨、消肿止痛。章氏膝关节炎方属于章氏骨伤医院经验方，方中木瓜具有祛湿舒筋之功效，白芍具有养血柔肝、平抑肝阳，地鳖虫具有消肿止痛、逐瘀破积之功效，当归可通经止痛、补血活血、牛膝善强筋健骨、活血通络，地龙具有舒筋活络、散瘀止痛之功效，赤芍可清热凉血、活血化瘀，威灵仙善祛风除湿、活血止痛，续断具有滋肝补肾、续筋骨之功效，延胡索可活血行气、镇静止痛，泽泻善补利水渗湿，茯苓具有养血安神、健脾和胃之功效，杜仲具有滋肝补肾、强筋壮骨之功效，甘草可补益脾气、缓急止痛，槲寄生具有祛风湿、补肝肾，煅牡蛎可收敛固涩、镇静安神，豨莶草可祛风除湿，全蝎具有息风镇痛通络止痛之功效，秦艽可祛湿止痛祛风舒筋；独活具有通痹止痛、祛风除湿之功效。上述药物共奏消肿止痛、舒筋活络、补肝益肾之功效[19]。现代药理研究表明[20]，牛膝中的多种皂苷具有镇痛作用，并能抑制急性炎性反应，改善血液循环，其水煎液能够抑制肿胀。独活中的有效成分挥发油和香豆素，能够有效抑制肿胀性炎症，其水煎液具有镇痛作用[20]。地龙具有抗菌消炎作用。地鳖虫能够改善局部血液循环，提高成骨细胞活性，加速钙盐沉积，保护关节功能。

有研究表明，KOA患者采用玻璃酸钠注射液联合通络治痹汤治疗可提高整体的临床疗效[21]。本研究显示中医证候积分及临床疗效结果，观察组明显较对照组优，提示章氏膝关节炎方与玻璃酸钠注射液联合治疗，能够有效改善KOA患者的临床症状，而且总体疗效也得到明显提升。观察组疼痛、僵硬、日常生活受限评分优于对照组，提示中医汤药联合玻璃酸钠治疗对改善患者膝关节功能起积极作用。此外，本研究进一步检测血清IL-8、IL-6等与疾病相关的炎症因子水平，结果显示观察组各因子水平经治疗后相较于对照组明显下降，提示在玻璃酸钠注射液基础上章氏膝关节炎方治疗能够有效改善患者血清炎症水平，利于患者康复。此外，结果还显示，两组在治疗期间均未见严重不良反应，表明用药安全性良好。

综上所述，对KOA患者实施章氏膝关节炎方与玻璃酸钠注射液联合治疗疗效显著，可明显改善临床症状及膝关节功能，降低炎症水平，安全性高。但本研究因样本量仅为132例，治疗时间相对较短，未长期追踪随访，今后将重视样本量的扩大，延长随访时间以进一步探讨中西医联合治疗的效果。

参考文献

[1]王娟,于滕波,郑占乐,等.膝关节骨关节炎病理机制的研究进展[J].河

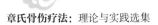

北医科大学学报,2019,40(10):1237-1238.

[2]Tang X, Zhou ZK, Shen B, et al. Long-term efficacy of repeated sodium hyaluronate injections in adult patients with Kashin-Beck disease of the knee[J].Int J Rheum Dis, 2019,22(3):392-398.

[3]李向军,陈平,田雪梅,等.益肾祛痹通络汤联合细银质针导热疗法治疗老年膝骨性关节炎的临床观察[J].中国中医药科技,2020,27(4):596-598.

[4]中华医学会骨科学分会.骨关节炎诊治指南（2007版）[J].中国矫形外科杂志,2014,22(3):287-288.

[5]国家中医药管理局.中医病证诊断疗效标准[M].北京:中国医药科技出版社,2012.

[6]中华人民共和国卫生部.中药新药临床研究指导原则（试行）[M].北京:中国医药科技出版社,2002.

[7]Ponkilainen VT, Häkkinen AH, Uimonen MM, et al. Validation of the Western Ontario and Mcmaster Universities Osteoarthritis Index in patients having undergone ankle fracture surgery[J].J Foot Ankle Surg,2019,58(6):1100-1107.

[8]胡永成.骨科疾病疗效评价标准[M].北京:人民卫生出版社,2012.

[9]Peuna A, Hekkala J, Haapea M, et al. Variable angle gray level cooccurrence matrix analysis of T2 relaxation time maps reveals degenerative changes of cartilage in knee osteoarthritis: Oulu knee osteoarthritis study[J].J Magn Reson Imaging,2018,47(5):1316-1327.

[10]Naqvi SKB, Murtaza I, Javed Q. Role of resistin genetic variations in knee osteoarthritis pathogenesis, a cross sectional study[J].Mol Biol Rep,2019,46(3):2657-2663.

[11]Li J, Shao Q, Zhu X, et al. Efficacy of autologous bone marrow mesenchymal stem cells in the treatment of knee osteoarthritis and their effects on the expression of serum TNF-α and IL-6[J].J Musculoskelet Neuronal Interact,2020,20(1):128-135.

[12]Laavola M, Leppänen T, Hämäläinen M, et al. IL-6 in Osteoarthritis: Effects of Pine Stilbenoids[J].Molecules,2018,24(1):109-118.

[13]Ruan G, Xu J, Wang K, et al. Associations between serum IL-8 and knee symptoms, joint structures, and cartilage or bone biomarkers in patients with knee osteoarthritis[J].Clin Rheumat ol,2019,38(12):3609-3617.

[14]黄鑫,王扬生,薛祖军,等.关节滑液炎性细胞因子白细胞介素-8、白细胞介素-17、血管内皮生长因子检测在膝骨性关节炎临床诊断中的应用价值分析[J].中国卫生检验杂志,2019,29(11):1328-1330.

[15]陈波,郭祥,钟海波,等.透明质酸钠对老年膝骨性关节炎患者关节滑液IL-1β的影响及其机制[J].中国老年学杂志,2019,39(11):2705-2707.

[16]Smith C, Patel R, Vannabouathong C, et al. Combined intra-articular injection of corticosteroid and hyaluronic acid reduces pain compared to hyaluronic acid alone in the treatment of knee osteoarthritis[J]. Knee Surg Sports Traumatol Arthrosc,2019,27(6):1974-1983.

[17]李润香,刘杏花,王丹.透明质酸钠可通过降低炎症因子及自由基水平提高KOA患者疗效[J].基因组学与应用生物学,2018,37(12):5558-5563.

[18]向勇,李蕊蕊,王春林,等.从中医理论基础探讨手法治疗膝关节骨性关节炎的配伍组方[J].四川中医,2019,37(9):12-14.

[19]葛文杰,蔡建平,张贤,等.基于辨证分型理论用通络治痹汤加味治疗膝骨关节炎患者的临床疗效及安全性[J].广东医学,2018,39(11):1738-1740.

[20]乙军,李兰亚,张斌,等.独活颗粒剂联合塞来昔布治疗膝骨性关节炎的效果及对相关细胞因子的影响[J].中国医药导报,2019, 16(19):144-147.

[21]鲁周,王峰,王勇,等.蠲痹汤联合玻璃酸钠对膝关节骨性关节炎患者膝关节功能,生活质量及血清TLR4,TNF-α的影响[J].现代生物医学进展,2020,20(6):1091-1094.

（金华，赵康）

章氏正骨手法治疗颞下颌关节前脱位的特点分析

【摘要】

颞下颌关节脱位是一种临床常见的一种关节脱位性疾病。在疾病早期，手法复位是最为有效的一种治疗方法，简便快捷，痛苦小，恢复快，花费少。温岭市名老中医章友棣先生依据章氏骨伤理论及颞下颌关节的生理学、病理学及解剖学特点，结合章氏正骨手法的特点及实战经验，在临床中采用口腔外回旋复位法术治疗颞下颌关节前脱位，取得了良好的临床疗效。本文对以上经验进行阐述，并举例一则。

【关键词】

章氏正骨手法；颞下颌关节脱位；分析

章友棣，浙江黄岩人，台州市骨伤科、筋伤科专家，温岭市首届名中医，出身名医世家，为国家级非物质文化遗产——章氏骨伤疗法传承人，台州章氏骨伤科第六代传人，浙江省民营医院协会副会长，台州市民营医院协会会长，台州骨伤医院董事长，江苏大丰同仁医院董事长，台州骨科医院董事长，乐清友义骨伤医院董事长。从事骨伤科、筋伤科临床工作50余年，学验俱丰，带出了一批又一批学科骨干及学科带头人，笔者有幸跟诊学习，受益良多。现将章友棣口腔外回旋复位术治疗颞下颌关节前脱位的经验总结如下。

1. 病因病机

颞下颌关节脱位指的是大张口时患者的髁突与关节盘、关节结节或者关节窝间出现完全分离，且无法自行恢复正常[1]。颞下颌关节脱位多见于放声歌唱、打哈欠、大笑、咀嚼硬食、过度使用开口器、胃镜检查、拳击暴力等情况[2]，可单侧脱位，脱位亦可双侧同时。临床常见急性关节前脱位和复发性关节前脱位[3]。受生理结构因素影响，颞下颌关节易发生脱位。颞下颌关节囊上壁附于关节结节和关节窝的周缘，下壁附于髁状突下方，侧壁有韧带加强，而前壁较松弛薄弱，正常张口时，髁状突向前滑到关节结节下方。当咀嚼肌紊乱或关节结构紊乱时，在大开口末翼外肌继续收缩，把髁突过度地向前拉过关节结节，同时闭颌肌群发生反射性挛缩，使髁突脱位于关节结节的前上方，而不能自行复位[4]。

2. 历史记载

元代太医院的《回回药方》记载，"折伤门"骨脱出类称之为"两颌骨脱出"[5]；唐·孙思邈《备急千金要方》称"失欠颊车"；明·陈实功《外科正宗》谓，"落下颏"；清·吴谦著《医宗金鉴·正骨心法要旨》称，"吊下巴"；清·顾世澄《疡医大全》名，"脱颏"；胡廷光《伤科汇纂》称，"颌颏脱下"[6]。

3. 临床表现

一侧脱位者临床表现为下颌向键侧偏斜，颧弓下方能够触及，耳屏双侧前房凹陷且能够触及，上下齿无法对合，存在吞咽障碍，咀嚼障碍，流涎，语言功能障碍，下颌向前侧偏移。双侧颞下颌关节前脱位表现为口腔处于弹性固定状态，无法张大，无法完全闭合，且呈半开口状。

查体可有耳屏前方触诊可及凹陷，颧弓前可及髁状突，局部压痛。

4. 辅助检查

X线片、CT检查对排除骨折有较大的意义；MRI对关节盘的损伤、移位以及关节软骨的诊断敏感性及特异性均较高。

5. 章氏正骨手法章友棣口腔外回旋复位术

患者背靠墙壁，呈坐立位。术者站立在患者正前方，复位治疗前与患者进行简单交流，嘱患者放松，于患者两侧颧弓下方突出部位的髁状突

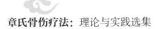

前缘固定操作者两拇指，首先进行1~2分钟的局部按摩，缓解肌肉局部紧张状态，同时中指和食指托住下颌角，术者用右侧拇指向下后方用力挤压髁状突处，左侧中指和食指托住下颌角向前用力，侧方显示环形运动轨迹，左侧拇指向下后方用力挤压髁状突处，右侧中指和食指托住下颌角向前用力，回旋运动1~2次。再向下后方用力挤压髁状突的同时，用操作者的中指和食指托住下颌角，并将下颌体下缘用小指和无名指托住，将下颌骨在其他手指的配合下向前方推送。同时顺势将髁状突推挤到关节结节处，并向后侧滑入关节窝内完成复位。复位完成后用自粘绑带十字形固定下颌骨与头颅2周，预防其再次脱位。固定期间嘱患者作咬合动作，以增强嚼肌的牵拉力。但不能用力张口，或嚼食硬物，或过早除去固定绷带嚼食。

6. 验案举隅

患者，男，50岁，2022年3月7日上午就诊于台州骨伤医院章友棣筋伤专家门诊。

问诊（患者言语不清，家属代诉）：打个哈欠，嘴巴就闭不上了，第一次出现这种情况，没有外伤史。

查体：患者消瘦，口部呈半开合状态，牙齿对合受限，咬肌松弛无力，语言不清。左侧耳屏前方触诊有凹陷，颧弓前可摸到髁状突，压痛明显。

诊断：左侧颞下颌关节脱位。

予以章氏正骨手法章友棣口腔外回旋复位法术复位治疗，2秒钟内复位成功。自粘绑带十字形固定下颌骨与头颅2周，预防其再次脱位。固定期间嘱患者作咬合动作，以增强嚼肌的牵拉力。但不能用力张口，或嚼食硬物，或过早除去固定绷带嚼食。

患者肌肉消瘦，舌尖略红，苔白稍厚，脉沉细，无糖尿病、高血压、心脏病等基础疾病，脾主肉，脾胃为后天之本，肾主骨，肾为先天之本。患者消瘦，脾胃欠佳，后天补益不够；患者年愈五旬，肝肾逐渐亏虚，当以补益为主。建议患者配合中药治疗温补脾肾，增强体质。予以中药四君子汤结合六味地黄丸加减：党参 15g，白术 10g，茯苓 10g，炙甘草 5g，陈皮 10g，姜半夏 10g，熟地 20g，山茱萸 10g，山药 10g，牡丹皮 10g，泽泻 10g，杜仲 10g，续断 10g，红花 6g，川芎 10g，当归 10g，14 剂。一年后随访，患者并无再发脱位。

7. 小 结

颞下颌关节脱位指的是大张口时患者的髁突与关节盘、关节结节或者关节窝间出现完全分离，且无法自行恢复正常。颞下颌关节脱位多见于放声歌唱、打哈欠、大笑、咀嚼硬食、过度使用开口器、胃镜检查、拳击暴力等情况。脱位一方面与该关节的解剖形状有关系，颞下颌关节的关节结节较浅，关节面较小，另一方面是因为该关节活动度大，且周围韧带作用不十分坚强。可由各种因素使翼外肌过度收缩，牵拉髁状突越过关节结节而滑脱到关节结节的造成脱位[7]。

章氏正骨手法章友棣口腔外回旋复位术具有下述典型特征：①复位治疗方法较为简便易行，且不会对患者造成较为严重的损伤。②能使术者巧劲施力。③防止被患者咬伤手指。同时，术者在复位操作过程中需要控制患者心理因素对治疗效果造成的影响，帮助患者消除紧张和恐惧情绪[8]。章氏正骨手法章友棣口外回旋复位术融合了中医太极理论及中医推拿手法，不使用暴力，利用杠杆原理巧妙地将脱位的关节复位，整个过程短暂且无痛，无论是双侧脱位还是单侧脱位都可以使用。

章友棣医师在章氏正骨手法复位的基础上并从中医角度指出：肝主筋、肾主骨，脾主肉，脱位的发生与肝、脾、肾密切相关。中医辨证分析将脱位分为 3 型：①肝肾亏虚型，症见身倦乏力，腰膝酸软，或有盗汗，虚火牙痛，舌红少苔，脉细数。予以中药补肝肾强筋骨治疗，如杜仲、桑寄生、五加皮、续断等。②气滞血瘀型，症见局部肿胀、疼痛，舌有瘀点，脉涩。有明确发病原因，如咬硬物损伤关节等。予以中药活血化瘀、舒筋通络治疗，如当归、赤芍、川芎、桃仁、红花、五灵脂等。③脾胃虚弱型，多见神疲少力，体倦，面色㿠白，大便稀溏，脉细无力，舌质淡，苔白。予以六君子汤、四君子汤加减治疗健脾养胃、充养肌肉。

章友棣医师还强调后期注重康复训练，加强咀嚼肌功能锻炼可预防颞下颌关节脱位的发生[9]。

参考文献

[1] 冯永强,王津惠.颞下颌关节前脱位的改良口外复位法治疗体会[J].武警后勤学院学报(医学版),2013,22(2):124-126.

[2] 孙磊,包博,牛忠英,等.口腔急诊颞下颌关节脱位发病特点及相关因素分析[J].口腔颌面修复学杂志,2016,17(2):74-77.

[3] Ruiz S,Lim R. Spontaneous temporomandibular joint dislocation[J]. J Craniofac Surg,2019,30(3):e265-e267.

[4] 孙明旭.大张口状态颞下颌关节的生物力学研究和流行病学调查[D].青岛：青岛大学,2015.

[5] 佚名,撰.回回药方[M].34卷.北京：学苑出版社,1998:47.

[6] 张安贞,武春发.中医骨伤科学[M].北京：人民卫生出版社,1986:354-356.

[7] 翟军,唐海英.颞下颌关节脱位363例口外复位方法治疗体会[J].中国实用口腔科杂志,2009,2(5):315.

[8] 周国栋.手法复位治疗颞下颌关节前脱位的临床观察[J].当代医学,2011,17(32):115-116.

[9] 谭秀峰,王津惠,张林朴,等.老年人颞下颌关节脱位的病因分析及预防[J].中华老年口腔医学杂志,2008,6(3):136-137,175.

（覃伟，李仕杰）

耳穴压豆治疗早期膝关节骨性关节炎的
回顾性研究

【摘要】

目的: 回顾性分析耳穴压豆治疗早期膝关节骨性关节炎的有效性。**方法:** 通过PASS软件法估算样本量，采取便利抽样法，回顾性选取2019年2月至2021年11月在我院接受治疗的膝关节骨性关节炎患者118例，根据治疗方法的不同分为AAT组（$n=55$）与对照组（$n=63$），AAT组进行耳穴压豆治疗，对照组未进行耳穴压豆治疗，记录视觉模拟量表（VAS）、西安大略和麦克马斯特大学关节炎指数（WOMAC）评分、需要布洛芬缓释胶囊的患者人数和不良反应，并通过SPSS软件进行数据分析。**结果:** 治疗后第3天，AAT组的VAS评分和WOMAC评分显著低于对照组（$P < 0.05$），AAT组治疗后VAS、WOMAC评分较治疗前明显降低（$P < 0.05$），在治疗后第4周AAT组的NSAID使用量显著低于对照组（$P < 0.05$），治疗期间未观察到不良事件发生。 **结论:** 耳穴压豆疗法具有镇痛作用，可有效降低非甾体抗炎药的需求量，且不会引起治疗膝关节骨性关节炎的不良反应。

【关键词】

耳穴压豆；膝关节骨性关节炎；回顾性研究

膝关节骨性关节炎（KOA）是老年患者最常见的退行性关节疾病，KOA的常见症状是疼痛、关节僵硬、运动异响和关节活动受限[1]，这对生活质量有很大的不利影响。治疗的主要目标是减少疼痛和改善功能，在KOA的早期阶段有几种选择，包括减轻体重、生活方式建议、运动疗法、非甾体抗炎药（NSAID）、皮质类固醇注射或葡萄糖胺补充剂。非甾体抗炎药是最常用的疼痛治疗药物，然而该药物在长期使用中会增加胃

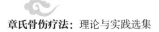

肠道（GI）出血和血管不良事件的风险[2]。因此，需要不仅能减少关节疼痛，且不良反应较少的治疗药物来长期使用。耳穴压豆疗法（auricular acupressure therapy，AAT）是与针灸有关的技术之一，是一种通过光滑且质硬的小粒物（如植物种子、磁珠等）压贴耳穴以防治疾病的方法，在我国作为治疗方法已有 2000 多年的历史[3]，近几十年来，其使用量大大增加，特别是对以疼痛为特征的病症。最近一些文献[4,5]指出，AAT 对术后疼痛有良好的临床效果。然而，关于应用 AAT 治疗早期膝关节骨性关节炎的文献很少。因此，我们设计了一个回顾性、前瞻性试验，以确定在预先选定的四个特定的 AA 点上进行穴位按摩是否能缓解关节疼痛，减少非甾体抗炎药物的消耗，改善症状和功能，以期为临床治疗提供循证依据。

1. 资料与方法

1.1　临床资料

根据 PASS 软件法估算样本量，n 为样本量，双侧检验 α =0.05，根据查找文献[6]假设对照组 VAS 评分均数为 4.53 ± 0.81，预计 AAT 组 VAS 评分下降 1.50，把握度为 90%，并考虑 10% 的失访率，最终得出 2 组至少需要样本量共为 108 例。

纳入标准：① 40 岁以上者；②膝关节骨性关节炎早期患者，影像学分级 Kellgren–Lawrence 分级[7]为 I 级或 II 级患者。患者的放射学评估由 2 名在骨科领域工作多年的经验丰富的观察员进行。

排除标准：①膝关节手术者；②本次治疗前 3 个月进行过关节腔注射治疗者；③无法完成数据收集表者；④耳部湿疹或以往任何耳部手术史者。

这是一项前瞻性队列研究，参与者已从 2019 年 2 月至 2021 年 11 月期间在我院接受治疗的 KOA 患者中选出。接受治疗的患者的标准随访时间均持续 4 周。本研究通过我院伦理委员会伦理审批，所有患者均签署知情同意书，符合《赫尔辛基宣言》要求。

1.2 方 法

1.2.1 治疗方法

AAT组：将王不留行籽置于1.0cm×1.0cm的胶布中间，贴于膝关节骨性关节炎部位同侧4个穴位（膝关节、神门、皮质下、交感）处并进行按压，每日早中晚各按压1次，每次持续时间约3分钟，以出现酸胀、麻痛或发热为宜，耳穴压豆每周更换1次，连续治疗4周。患者接受针灸师的指导，以保持他们的依从性和准确的穴位压力表现。

对照组：不采取耳穴压豆治疗。

两组患者若在治疗随访期间需要非甾体类抗炎药，予口服布洛芬缓释胶囊（国药准字H10900089）300mg/d治疗。

1.2.2 观察指标

为了评估治疗对膝关节功能和疼痛的疗效，我们使用西安大略大学和麦克马斯特大学关节炎指数（WOMAC）评分[8]及疼痛视觉模拟量表（VAS）[9]对患者进行评估。

WOMCA评分主要用来评价患者膝骨性关节炎病情程度，量表内容包含疼痛、僵硬和关节功能3个维度，共24个评价项目，采用5级评分法，每个项目根据严重程度评分0~4分，总分为96分，得分越高表示病情越严重。

VAS量表由100毫米长的线组成，带有锚定描述符，患者标记线以指示疼痛感知，结果以左端点到标记点的距离来表示，以毫米为单位，满分10分，评分越低，说明改善疼痛的效果越好。

1.2.3 统计学处理

由双人录入所有数据资料，使用SPSS 25.0（IBM 美国）软件处理，符合正态或近似正态分布的计量资料用均数±标准差（$\bar{x}\pm s$）表示，组间比较采用t检验，计数资料用例、百分率（%）表示，组间比较采用 χ^2 检验，检验标准 α =0.05，$P < 0.05$ 认为差异有统计学意义。

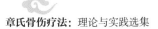
2. 结　果

2.1　一般资料统计

在我们抽取的 131 人中，有 13 名不符合纳入标准，其中 8 名患者因上述临床标准被排除，没有患者拒绝知情同意或拒绝接受继续治疗，有 5 名患者因个人原因随访中断（见图 1）。我们确定的 118 名 KOA 患者中，55 人接受了 AAT 治疗，63 人未进行 AAT 治疗。从现在开始，患者将被视为 2 个独立小组（AAT 组、对照组）的一部分。所有纳入统计分析的患者均未发现任何并发症。118 名患者中，女性 56 例（47.45%），男性 62 例（52.55%），77 名（35.29%）患有 KL Ⅱ 级，41 名患者（64.71%）患有 KL Ⅲ 级。各组患者在性别、年龄、体重指数、KOA 分型（KL 分型）等方面的差异均无统计学意义（$P > 0.05$），具有可比性，见表 1。

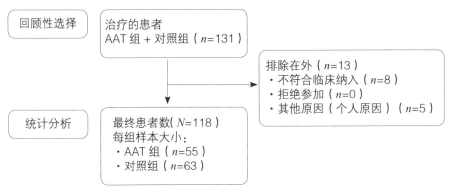

图 1　样本量回顾性选择

注：导图总结了回顾性选择的患者、排除的患者数量及获得的最终样本量。n= 样本数；AAT 组进行耳穴压豆治疗；对照组未进行耳穴压豆治疗。

2.2　观察指标统计

两组均未出现不良反应。一名患者在指压治疗两周后，耳朵皮肤几乎没有肿胀和疼痛，没有患者退出这项研究，最终，有 118 名患者完成了这项研究。VAS 评估的疼痛强度评分在第 14、28 天两组间差异无统计学意义（$P > 0.05$），但 AAT 组在第 3 天的疼痛强度评分低于对照组，具有

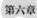

统计学意义（$P < 0.05$），见表 2。治疗后第 14、28 天两组的 WOMAC 评分无显著差异，而在治疗后第 3 天，WOMAC 评分的 AAT 组与对照组的组间差异具有统计学意义（$P < 0.05$），见表 3。在治疗 4 周后，AAT 组的 NSAID 需求量显著低于对照组，见表 4。

表 1　两组患者一般资料比较

相关因素		AAT 组 $n=55$	对照组 $n=63$	χ^2/t 值	P 值
年龄（岁）		60.31±14.99	63.41±15.90	−1.086	0.280
性别	男	29	33	0.001	0.970
	女	26	30		
体重指数		22.75±2.08	23.21±2.10	−1.197	0.234
KL 分级	II 级	37	40	0.158	0.667
	III 级	18	23		

表 2　两组疼痛强度 VAS 评分（$\bar{x}±s$）

治疗天数	AAT 组	对照组	t 值	P 值
治疗前	4.98±1.05	4.71±0.99	1.426	0.156
第 3 天	3.58±1.03	4.03±1.01	−2.365	0.020
第 14 天	2.78±0.79	3.03±0.88	−1.618	0.108
第 28 天	2.42±0.63	0.262±0.77	−1.536	0.127

表 3　两组 WOMCA 评分（$\bar{x}±s$）

治疗天数	AAT 组	对照组	t 值	P 值
治疗前	56.98±2.77	57.84±3.13	−1.570	0.116
第 3 天	51.23±9.71	56.61±9.74	−2.182	0.033
第 14 天	45.94±10.18	49.26±8.26	−1.177	0.171
第 28 天	37.90±8.92	41.61±7.19	−1.744	0.086

表 4　两组需要布洛芬缓释胶囊治疗的患者数（例）

治疗天数	AAT 组		对照组		χ^2 值	P 值
	需要	不需要	需要	不需要		
治疗前	—	—	—	—		
第 3 天	30	25	32	31	−3.010	0.225
第 14 天	21	34	26	37	−1.509	0.134
第 28 天	9	46	22	41	5.248	0.022

3. 讨　论

在这项回顾性研究中发现治疗后第 3 天，AAT 组的 VAS 评分和 WOMAC 评分显著低于对照组。此外，与对照组相比，AAT 组患者的布洛芬依赖性显著降低。这些结果表明，耳穴按摩可以减轻膝骨关节炎的疼痛和不适，改善患者的身体机能和膝关节功能，同时可以减少非甾体抗炎药的使用及相关并发症。骨关节炎（OA）是导致老年人残疾的主要原因，这是一种缓慢进展的慢性疾病，研究表明，许多细胞因子和生长因子[10]及信号通路参与了骨关节炎的调节[11,12]。非甾体抗炎药可以减轻膝关节骨性关节炎的疼痛，然而，长期使用非甾体抗炎药会引起不良反应。耳穴压豆疗法，通过刺激耳朵上的穴位来治疗各种疾病[13,14]，特别是对于已存在疼痛的患者疗效显著，这对于治疗膝关节骨性关节炎具有一定的潜力[15]。

AAT 即在膝骨关节炎部位同侧的四个穴位：膝关节、神门、皮质下、交感接受穴位按摩。膝关节穴位，对应减轻膝关节疼痛的部位，神门、皮质下及交感穴位与镇静和镇痛作用有关[16]。黄连子的干种子是一种著名的中药，并被列入《中国药典》，在中国广泛用于耳穴疗法，因种子没有内在的治疗价值，只是对穴位提供物理刺激，非常适合 AAT。

我们的研究表明，AAT 组治疗后 VAS 评分和 WOMAC 评分较治疗前显著降低（$P < 0.05$)，提示耳穴压豆疗法可以减轻膝关节疼痛，改善患者肌体和膝关节功能。同时，在治疗后第 3 天，AAT 组的 VAS 评分和 WOMAC 评分明显低于对照组，说明耳穴按压可以早期发挥镇痛作用，两组之间 VAS 评分和 WOMAC 评分比较无差异出现在第 14 和第 28 天。然而，AAT

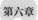

组的布洛芬缓释胶囊使用量明显低于对照组，这意味着耳穴按压可以减少长期使用NSAID后的不良反应，本研究未出现严重不良事件。

参考文献

[1] Zhang X, Shi G, Sun X, et al. Factors influencing the outcomes of artificial hip replacements[J].Cells Tissues Organs, 2018,206(4-5):254-262

[2] Blandizzi C, Tuccori M, Colucci R, et al. Role of coxibs in the strategies for gastrointestinal protection in patients requiring chronic nonsteroidal antiinflammatory therapy[J].Pharmacol Res, 2009,59(2):90-100.

[3] Krusche-Mandl I, Kaider A, Starlinger J, et al. implementation of electrical auricular acupuncture and low frequency modulated electric current therapy in pain management of patients with knee osteoarthritis: a randomized pilot trial[J].J Clin Med, 2019,8(8):1229.

[4] 刘苗苗，童莺歌，柴玲，等.耳穴压豆治疗轻中度慢性非癌性疼痛的系统评价[J].中华现代护理杂志,2019,(16):2079-2084.

[5] He BJ, Tong PJ, Li J, et al. Auricular acupressure for analgesia in perioperative period of total knee arthroplasty[J].Pain Med, 2013,14(10):1608-1613.

[6] Zhang X, He B, Wang H, et al. Auricular Acupressure for treating early stage of knee osteoarthritis: a randomized, sham-controlled prospective study[J].QJM: An International Journal of Medicine,2022,115(8):525-529.

[7] KELLGREN JH, LAWRENCE JS. Radiological assessment of osteo-arthrosis[J].Ann Rheum Dis,1957,16(4):494-502.

[8] Gandek B.Measurement properties of the Western Ontario and McMaster Universities Osteoarthritis Index: a systematic review[J].

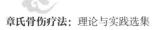

Arthritis Care Res (Hoboken), 2015,67(2):216-229.

[9] He L, Yue J, Yang L, et al. Cervicogenic headache alleviation after cervical coblation nucleoplasty: a prospective cohort study. Medicine (Baltimore), 2016,95(39):e4786.

[10]] Chen G, Yao Y, Xu G, et al. Regional difference in microRNA regulation in the skull vault[J].Dev Dyn, 2019,248(10):1009-1019.

[11]] Juma SN, Gong X, Hu S, et al. Shark new antigen receptor (IgNAR): structure, characteristics and potential biomedical applications[J].Cells, 2021,10(5):1140

[12] Zhang X, Sun X, Chen G. Effect of the combinative use of acupotomy therapy and ultrasonic drug penetration in treating knee joint osteoarthritis[J].QJM, 2022,115(1):12-16.

[13] 李语轩，赵一莎，刘映辉.正念行为训练联合耳穴压豆对脑卒中患者睡眠质量及负性情绪的影响[J].中华现代护理杂志,2020,(3):386-389.

[14] 储倩倩，怀素丽，杨静.穴位按摩联合耳穴压豆对重症患者肠内营养腹泻的影响[J].中华现代护理杂志,2020,26(35):4873-4876.

[15] Kligler B, Nielsen A, Kohrherr C, et al. Acupuncture therapy in a group setting for chronic pain[J].Pain Med, 2018,19(2):393-403.

[16] Zhang Q, Yue J, Golianu B, et al. Updated systematic review and meta-analysis of acupuncture for chronic knee pain[J].Acupunct Med, 2017,35(6):392-403.

（黄俊豪，郑杰，郭翔）

冲击波联合蜡疗治疗拇指屈肌腱狭窄性腱鞘炎120例疗效分析

【摘要】

目的：观察冲击波联合蜡疗治疗拇指腱鞘炎的临床效果。**方法**：选取2019年1月1日至2022年1月1日期间我院诊治的拇指屈肌腱狭窄性腱鞘炎患者120例为研究对象，将采用电疗光疗等物理治疗方法的患者作为对照组，将采用体外冲击波联合蜡疗治疗的患者作为观察组，观察两组患者经过治疗后的临床效果、视觉模拟评分法（VAS）评分情况。**结果**：观察组临床总有效率显著高于对照组；治疗后，两组患者的 VAS 评分均较治疗前显著降低（$P < 0.05$），且观察组治疗后的VAS评分显著低于对照组（$P < 0.05$）。**结论**：采用体外冲击波联合蜡疗治疗拇指屈肌腱狭窄性腱鞘炎的临床效果较为明显，能明显改善患者的疼痛及活动度。

【关键词】

体外冲击波；拇指腱鞘炎；蜡疗

拇指腱鞘炎是拇指长屈肌腱及指深浅屈肌腱与腱鞘反复摩擦发生无菌性炎症和纤维增生，骨性纤维管进行性增厚狭窄而发病[1]。该病通常好发于中老年家庭妇女和手工操作者，现在手机的普及和多功能化，拇指屈指肌腱狭窄性腱鞘炎在年轻人中的发病率快速上升。拇长屈肌腱腱鞘炎发病部位在拇指，亦叫弹响拇[2]。本次我院采用冲击波联合蜡疗治疗拇指腱鞘炎，取得一定效果，现报道如下。

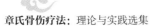

1. 资料与方法

1.1 一般资料

选取 2019 年 1 月 1 日至 2022 年 1 月 1 日期间本院收治的 120 例屈肌腱狭窄性腱鞘炎患者，分为对照组与观察组。对照组中，男 20 例，女 40 例，年龄 38～65 岁，平均年龄（63.73 ± 24.23）岁；观察组中，男 25 例，女 35 例，年龄 38～65 岁，平均年龄为（63.79 ± 24.18）岁。所有患者和其家属均在知情的状况下进行治疗。两组患者性别、年龄等一般资料比较，差异均无统计学意义（$P > 0.05$），具有可比性。

1.2 纳入标准[3]

腱鞘炎诊断标准，有手部劳损病史，多见于手工工作者，好发于拇指；局限性活动不利，患位酸疼，晨寒加重，劳累加剧；指伸曲困难，有弹响或交锁现象。检查：血常规、血尿酸、风湿三项未见异常；拍片未见异常；超声检查提示腱鞘增厚、鞘内积液、鞘管狭窄等腱鞘炎表现。

1.3 排除标准

排除历史骨伤患者、冻疮患者、手术患者。

1.4 方 法

对照组：采用电疗光疗等物理治疗方法，中低频电疗、超声药物投入、单纯超声波、红外线等任选两项。5 天治疗 2 天休息为一个疗程，连续治疗 3 个疗程。

观察组：采用体外冲击波联合蜡疗治疗；先予以蜡疗（蜡饼包裹手部）半小时；再予以体外冲击波治疗，用 15mm 的枪头治疗强度 1.6～2.0Bar 治疗 2000～3000 发。一周一次，连续治疗 3 周。

1.5 疗效标准

从受损伤的拇指关节的弹响、伸屈功能和疼痛程度等三个方面进行效果的评定，将评分分为三个等级：①显效：患者的弹响和疼痛等主要临床症状全部消失，拇指的屈伸功能完全恢复；②有效：患者的弹响和疼痛等主要临床症状有所缓解但并未全部消失，拇指的屈伸功能部分恢复；③无效：患者的临床症状尚未缓解甚至加重。总有效率＝（显效 ＋有效）／总例数 ×100％[4]。

1.6　观察指标

疼痛评分：观察两组患者经过治疗后的视觉模拟评分法（visual analogue scales，VAS）评分情况。总分为0～10分。

①0分：没有疼痛的感觉；②3分以下：患者感觉轻微疼痛但可以忍受；③4～6分：患者有明显的疼痛感且影响睡眠；④7～10分：患者有强烈的疼痛感觉且难以忍受。

同时，通过问卷调查患者的满意度状况，非常满意：高于90分；满意：70～90分；不满意：低于70分。

满意度＝（非常满意＋满意）／总例数 ×100％。

1.7　统计学方法

采用 SPSS 22.0 软件进行数据处理，计量资料以 $\bar{x}\pm s$ 表示，采用 t 检验，计数资料用百分比表示，采用 χ^2 检验，$P < 0.05$ 为差异具有统计学意义。

2. 结　果

2.1　疗效统计

观察组总有效率98%，对照组总有效率78%，观察组总有效率显著高于对照组（$P < 0.05$），见表1。

表1　两组患者临床疗效比较［n(%)］

	显效	有效	无效	有效率
观察组	35（58）	24（40）	1（2）	98%
对照组	20（33）	27（45）	13（22）	78%

类别	观察组	对照组	t	P
VAS 前	6.37±1.58	6.33±1.73	0.11	0.91
VAS 后	1.45±0.70	2.35±0.55	−7.853	＜0.05

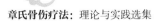

2.2 疼痛评分统计

治疗前，两组患者的 VAS 评分差异无统计学意义（$P > 0.05$）。治疗后，两组患者的 VAS 评分均较治疗前显著降低（$P < 0.05$），且观察组治疗后的 VAS 评分显著低于对照组（$P < 0.05$）。

3. 讨　论

狭窄性腱鞘炎主要是局部组织退行性变及手指过度频繁屈伸活动的机械性刺激，导致屈指肌腱与腱鞘相互摩擦、损伤、充血、水肿产生疼痛，活动受限。拇指腱鞘炎患在手，为工作及生活过程中常使用部位，多劳损，治疗后难以脱离历史工作，迁延难愈。临床治疗方法多样，针灸、小针刀、封闭、手术，多为有创治疗，患者多因怕痛而难以接受。随着科技的进步，声光电理疗逐渐走向人民大众，但是治疗耗时长，疗效慢。后冲击波的出现解决了这两个问题，一周一次，起效快，且安全无创。

中医认为，腱鞘炎属"痹症"范畴，为经脉不畅，伤经劳损，血瘀所致。另寒湿入侵，致血气不合，淤阻不畅，累及肌腱，持久不治反复劳损，激发疼痛。治疗以舒筋活络，活血化瘀为原则。蜡疗法是一种物理疗法，通过将患部浸入蜡液中或将受热蜡施加到患部，达到消除肿胀、加深加温和松弛粘连的功能，有活血化瘀的功效。体外冲击波为非侵入式治疗方式，其通过对患部的物理刺激，使力化学信号转化为生物学信号，刺激生长因子，促进组织细胞再生及功能恢复[5]。当冲击波进入人体后，对组织细胞产生不同的拉应力和压应力。拉应力可以引起组织间的松解，促进微循环；压应力可以使细胞弹性变形，增加细胞摄氧。空化效应是冲击波使组织中大量微小气泡急速膨胀，有利于疏通闭塞的微细血管，改善微循环；并引起生长因子的释放、原始干细胞的重新活化，成骨细胞活性增强、血管和组织再生，促进愈伤组织形成和骨愈合生物学效应[6]。此外，发散式冲击波治疗仪能力无需聚集，灵活的探头可使冲击波以放射状扩散患部，实现松解软组织，缓解疼痛的作用[7]。研究显示，体外冲击波作为一种新型的治疗手段在骨科得到广泛应用，也收到了很好的疗效。在治疗网球肘、桡骨茎突狭窄性腱鞘炎、跟腱炎等肌骨系统疾病方面也取得良好的临床效果[8-12]。

在本研究中，蜡疗冲击波治疗组 60 例患者，均为门诊治疗，在治疗后当时即感觉疼痛好转，在治疗过程中及治疗后未发现并发症，治疗后即可离开，无需住院。在本研究中，蜡疗冲击波组患者在治疗前与治疗后比较，VAS评分降低，与治疗前差异均有统计学意义，与声光电理疗组比，疗效快、效果好、治疗次数少，能快速改善患者的疼痛及功能障碍。综上所述，发散式冲击波联合蜡疗是一种效果确切、安全、操作简单、无创伤、易于被患者接受和推广的治疗拇指屈肌腱狭窄性腱鞘炎的方法。

参考文献

[1] 陈曼.小针刀疗法治疗拇屈肌狭窄性腱鞘炎的护理.中国中医急症,2008,16(8):1181-1182.

[2] 孙彦奇. 镰刀形针刀一次治愈 50 例指屈肌腱狭窄性腱鞘炎的体会[C].西安:第五届整脊医学学术会议论文集,2009:3.

[3] 王淑梅,程慧,王冠,等.松解针具微创治疗腱鞘炎的临床观察[J].中医药信息,2013,30(5):104-105.

[4] 谢利双,周学龙,王占有,等.小针刀治疗屈指肌腱狭窄性腱鞘炎疗效的Meta分析[J].山东中医杂志,2016,35(6):522-525.

[5] 陈泓鑫,纪双泉,詹瑶璇,等.体外冲击波治疗桡骨茎突狭窄性腱鞘炎的临床疗效[J].中国康复,2015,30(1):43-44.

[6] 赵喆,刘春梅,白晓东,等.体外冲击波对兔膝软骨细胞增殖的影响[J].中国康复理论与实践,2012(9):824-826.

[7] 刘彧,吴坤,刘水涛,等.发散式体外冲击波治疗桡骨茎突狭窄性腱鞘炎的疗效观察[J].中国医学前沿杂志(电子版),2015,7(11):18-20.

[8] Beyazal MS, Devrimsel G. Comparison of the effectiveness of local corticosteroid injection and extracorporeal shock wave therapy in patients with lateral epicondylitis[J].J Phys Ther Sci,2015,27(12):3755-

3758.

[9] Konjen N, Napnark T, Janchai S.A comparison of the effectiveness of radial extracorporeal shock wave therapy and ultrasound therapy in the treatment of chronic plantar fasciitis: arandomized controlled trial[J].J Med Assoc Thai,2015,98(Suppl 1):S49-56.

[10] Lizis P. Analgesic effect of extracorporeal shock wave therapy versus ultrasound therapy in chronic tennis elbow[J].J Phys Ther Sci,2015,27 (8):2563-2567.

[11] Bayram K, Yesil H, Dogan E.Efficacy of extracorporeal shock wave therapy in the treatment of lateral epicondylitis[J].North Clin Istanb,2014,1 (1):33-38.

[12] Kim TG, Bae SH, Kim GY, et al.The effects of extracorporeal shock wave therapy on stroke patients with plantar fasciitis[J].J Phys Ther Sci,2015,27 (2):523-526.

（李仕杰，覃伟）

三日清散辅助止痛消炎软膏外敷治疗膝关节创伤性滑膜炎的临床疗效观察

【摘要】

目的：观察中药三日清散辅助止痛消炎软膏治疗膝关节创伤性滑膜炎的临床疗效。**方法：**选取 2021 年 10 月至 2022 年 9 月在我院接受治疗的膝关节创伤性滑膜炎患者 60 例，随机分成两组，每组各 30 例。对照组给予外敷止痛消炎软膏治疗，观察组在对照组治疗基础上联合中药三日清散外敷，两组病例连续治疗 2 周，分析比较两组治疗前后 VAS 评分、Lysholm 膝关节功能评分、中医疗效评定。**结果：**两组治疗后 VAS 疼痛评分低于治疗前，Lysholm 膝关节功能评分高于治疗前，差异有统计学意义（$P < 0.05$）；两组间比较，观察组治疗后 VAS 疼痛评分低于对照组，Lysholm 膝关节功能评分高于对照组，差异有统计学意义（$P < 0.05$）。观察组总体有效率 93.33%，对照组总体有效率 80.0%，总体有效率差异有统计学意义（$P < 0.05$）。**结论：**三日清散辅助止痛消炎软膏外敷能有效减轻膝关节创伤性滑膜炎患者的疼痛，改善膝关节活动功能，从而提高临床治疗疗效。

【关键词】

三日清散；止痛消炎软膏；膝关节创伤性滑膜炎

膝关节创伤性滑膜炎是由创伤导致的膝关节囊内滑膜无菌性炎症，有急性、慢性之分[1]，其主要表现为膝关节局部肿胀、疼痛、关节活动受限。若急性期未进行积极、有效地治疗，病情进一步加重，有 12.6% 的患者形成顽固性、反复发作的慢性滑膜炎，对患者的功能活动造成影响，降低患者的生活质量[2]。西医单纯的非甾体抗炎药、激素、腔内灌注、手术虽可取得一定疗效，但因诸多弊端限制其临床广泛应用。中药外治优势在

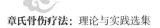

于较少的毒副作用且疗效可靠[3]。我院采用中药三日清散辅助止痛消炎软膏外敷治疗膝关节创伤性滑膜炎，取得较好的临床疗效，现报道如下。

1. 资料与方法

1.1　一般资料

选自 2021 年 10 月至 2022 年 9 月我院骨伤科膝关节创伤性滑膜炎患者 60 例作为研究对象，按照随机数字表随机分成对照组和观察组，每组各 30 例。对照组男 10 例，女 20 例，年龄 18～52 岁，平均年龄为（32.56±10.28）岁，病程 1～26 天，平均病程（12.65±4.32）天；发病部位：左膝 9 例，右膝 21 例。观察组男 12 例，女 18 例，年龄 20～59 岁，平均年龄为（33.16±9.97）岁；病程 3～28 天，平均年龄为（12.58±5.03）天；发病部位：左膝 11 例，右膝 19 例。全部患者均行膝关节 X 线及 MRI 检查，明确诊断，排除合并损伤。两组患者在性别、年龄、病程、发病部位等一般资料上经比较，均无显著性差异（$P > 0.05$）。

1.2　诊断标准

参照 2016 年版中华医学会《成人膝关节滑膜炎诊断与临床疗效评价专家共识》[4]作为标准：有明确的外伤史，表现为膝关节肿胀，局部皮肤温度略高，局部压痛明显，浮髌试验阳性，膝关节积液，核磁共振检查呈现滑膜炎改变。

1.3　纳入标准

①符合膝关节创伤性滑膜炎的临床诊断标准；②年龄 18 岁～60 岁；③患者自诉对中药药物无过敏；④病程小于 4 周；⑤患者自愿参加并签订知情同意书，配合临床检查、定期复诊及随访者。

1.4　排除标准

①X 线及 MRI 显示合并膝关节内骨折、脱位、韧带断裂、血管及神经损伤者；②排除感染性关节炎、类风湿性关节炎、化脓性关节炎、结核性关节炎等其他关节炎病史；③合并心肝肾等功能严重异常及精神病患

者；④皮肤病、皮肤过敏、皮肤外伤者；⑤妊娠期、哺乳期妇女；⑥未按规定完成治疗或不能按要求随访者。

1.5 治疗方法

1.5.1 对照组

本组患者采用止痛消炎软膏外敷治疗。止痛消炎软膏（浙江康恩贝制药生产，国药准字 233020984）湿热软化调匀后涂抹在纱布上，厚约 2mm，贴附于患处，每次 24 小时，每日 1 次，1 周为一个疗程，连续治疗 2 周。

1.5.2 观察组

本组患者在对照组治疗基础上加用中药三日清散外敷，该制剂为我院自制的中药散剂，药物组成为酒地龙 2g、防风 2g、羌活 2g、制草乌 2g、细辛 2g、制吴茱萸 2g、龙血竭 4g。上述中药材研磨成粉末，以植物油调糊后均匀涂抹在止痛消炎软膏纱布上层，敷贴于患处，每次 24 小时，每日 1 次，2 周为一个疗程。

1.6 观察指标

（1）膝关节疼痛评分：采用视觉模拟评分VAS评价膝关节疼痛情况。

（2）膝关节功能评分：采用 Lysholm 膝关节功能评分系统评定，总分 100 分，得分越高表示膝关节功能越好。

（3）中医疗效评定标准[5]：参考《中医病症诊断疗效标准》拟定。

治愈：关节功能正常，且膝关节肿痛完全消失。

显效：关节功能基本恢复正常，膝关节肿胀完全消失，疼痛显著减轻。

有效：关节功能、膝关节肿痛显著好转。

无效：临床症状无变化或加重，关节功能障碍，膝关节僵硬。

有效率=（治愈＋显效＋有效）/总例数×100%

1.7 统计学分析

采用SPSS 22.0统计学软件进行分析，计量资料以（$\bar{x} \pm s$）表示，计

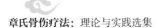

量资料前后对照采用配对 t 检验、组间差异显著性采用单因素方差分析；计数资料采用 x^2 检验统计分析。$P < 0.05$ 为差异有统计学意义。

2. 结　果

2.1　两组患者治疗前后 VAS、Lysholm 评分比较

两组患者治疗前 VAS、Lysholm 评分比较，差异无统计学意义（$P > 0.05$）；治疗后 VAS 评分低于治疗前，Lysholm 评分高于治疗前，差异有统计学意义（$P < 0.05$）；观察组治疗后 VAS 评分低于对照组，Lysholm 评分高于对照组，差异有统计学意义（$P < 0.05$），见表 1。

2.2　两组中医疗效评定比较

观察组患者总有效率 93.33%，对照组患者总有效率 80.0%，经比较，差异具有统计学意义（Z=-4.732，P=0.000），见表 2。

表 1　两组患者 VAS、Lysholm 评分比较（$\bar{x}\pm s$）

组别	n	VAS		Lysholm	
		治疗前	治疗后	治疗前	治疗后
观察组	30	2.93±0.83	1.27±0.93	49.37±7.10	78.62±8.41
对照组	30	3.03±0.76	2.11±1.37	50.47±7.14	69.73±9.51
t 值		−0.419	−2.375	0.712	5.160
P 值		> 0.05	< 0.05	> 0.05	< 0.05

表 2　两组中医疗效评定比较

组别	n	痊愈	显效	有效	无效	有效率(%)
观察组	30	5	19	4	2	93.33
对照组	30	1	12	11	6	80.00

3. 讨　论

膝关节创伤性滑膜炎是一种膝关节创伤后较常见的关节疾病，虽然无严重的骨折、韧带损伤，但是滑膜的无菌性炎症会造成关节肿胀与疼痛。急性损伤患者短期内膝关节肿胀明显可伴有局部皮温升高，部分患者或出

现局部皮下瘀斑，浮髌试验阳性，伤后活动受限除了因关节肿痛导致，还因关节滑膜受激后，血管充血扩张，滑膜细胞增生，进一步使膝关节滑膜增生变厚、粘连，导致关节粘连。若急性损伤后处理不当，容易形成慢性创伤性膝关节滑膜炎，且症状反复，迁延难愈，并容易进展成膝骨性关节炎[6,7]。

中医认为，膝关节创伤性滑膜炎属"痹证""鹤膝风"范畴。《黄帝内经》曰："风寒湿三气杂至，合而为痹"。中医认为，"痹证"成因与风、寒、湿三种邪气关系密切。外力作用于膝关节，经脉阻滞，气血不通，郁滞于内，不通则痛，易受外邪侵袭，易留滞于内，出现肢体肿胀、疼痛、关节活动受限[8]。本研究中药三日清散是我院自制外用经验方，由酒地龙、防风、羌活、制草乌、细辛、制吴茱萸、龙血竭组成，主治骨折筋伤引起的疼痛、肿胀、淤青等伤科疾患。方中龙血竭活血散瘀、定痛止血，酒地龙通经活络，防风、羌活、细辛皆属祛风胜湿止痛之品，制草乌、制吴茱萸温经止痛，诸药合用共奏活血化瘀、祛风胜湿止痛之功。三日清散辅助止痛消炎软膏外敷属中医外治，经皮肤吸收、透里，消除局部炎症、积液，对于缓解膝关节创伤性滑膜炎关节肿痛有着良好的效果[9]。本研究结果证实，中药三日清散辅助止痛消炎软膏外敷可降低观察组患者的VAS评分，提高Lysholm评分，且总体有效率达93.33%，疗效优于对照组。

综上所述，三日清散辅助止痛消炎软膏治疗膝关节创伤性滑膜炎，疗效显著，可缓解膝关节疼痛，改善膝关节功能，中医临床症状及体征，提高生活质量，安全性好，值得临床推广。但由于本研究观察病例少，观察时间较短，对于远期疗效还有待进一步研究。

参考文献

[1]李陈,董林,安杰.急性膝关节创伤性滑膜炎的临床研究进展[J].中国中医急症,2022,31(4):746-749.

[2]李宁,钱敏,杨浩东.自拟消肿止痛方外敷治疗膝关节创伤性滑膜炎的临床观察[J].中医药信息,2022,39(2):50-53.

[3]杜敏,汪利合,孟庆良,等.消瘀定痛散对膝关节创伤性滑膜炎疼痛的影响研究[J].世界中西医结合杂志,2019,14(4):544-546.

[4]王啸,石淇允,谭红略,等.中医药治疗膝关节创伤性滑膜炎的临床疗效观察[J].湖北中医药大学学报,2019,21(2):91-93.

[5]陈慧莲.中药内服外用对急性膝关节创伤性滑膜炎患者预后的影响[J].浙江中医杂志,2017,52(3):193.

[6]寇赵浙,赵明宇,张向东.膝关节创伤性滑膜炎治疗研究进展[J].辽宁中医药大学学报,2019,21(9):203-206.

[7]王敬威,王振亚,刘源,等.膝关节创伤性滑膜炎的中西医治疗概况[J].中国民族民间医药,2018,27(5):48-51.

[8]柴君雷,穆中杰.张玉柱教授治疗膝关节创伤性滑膜炎的经验[J].中医正骨,2020,32(4):72-74.

[9]邵海燕,俞益君,武理国,等.止痛消炎软膏超声药物透入联合远红外贴治疗膝骨性关节炎80例[J].浙江中医杂志,2018,53(12):891.

（叶苗苗）